社会脳の発達

千住 淳

Atsushi Senju

東京大学出版会

Development of the Social Brain
Atsushi SENJU
University of Tokyo Press, 2012
ISBN 978-4-13-011135-5

はじめに

　ヒトという動物にとって、社会はかけがえのないものです。食物や住居をはじめ、生きていくために必要なもののほとんどを、ヒトは社会的な取り引きによって入手します。経済のグローバル化が進んだ現代では特に、私たちが普段食べるものや着るものなど、生活に必要なもののほぼすべては、世界中に散らばった何千、何万という他のヒトによってつくられ、運ばれ、加工されて私たちの手元に届きます。私たちの生活は、世界中のヒトから成る、巨大な「社会」によって支えられているのです。

　さらに、生きていくのに必要な知識や技術のほとんども、社会の中で、他のヒトから学習します。ヒトは、社会なしで生きていくことはできません。例えば、『ロビンソン・クルーソー』をはじめとして、たった一人で、無人島で何年もサバイバル生活をする、という話がありますが、こういった人たちでさえも、それまでに社会で学んだ生物学や天文学の知識、道具製作や釣り、農業や食料保存などの技術などを使うことにより生き残っています。一人で、厳しい環境の中で生き残る力も、ある意味「社会」から与えられたものである、ということができるでしょう。このように知識や技術を生み出し、学び、伝える力があるからこそ、ヒトは様々な自然環境の中で生き残り、繁栄し、さらには宇宙にまで行動範囲を広げることができたのです。

社会をつくる動物は、ヒトだけではありません。例えば、アリやハチなどの社会性昆虫は、食べものを集める、子どもを育てる、巣を守るなどの様々な役割を分業しながら、大きな群れ社会の中で生きています。ジュウシマツなどの鳴禽類は親鳥などの大人から複雑な歌（さえずり）を学習しますし、チンパンジーは、道具の使い方など、地域ごとに異なる「文化」をつくり出しています。しかしながら、その規模や構造の複雑さ、さらには政治や経済などといった「社会制度」の存在など、ヒトの社会はとてもユニークなものであると言えます。

これまで、ヒト社会に関する研究は、政治学や経済学、法学や社会学など、社会科学と呼ばれる分野によって研究されてきました。これらの社会科学研究は、一部の例外を除いて、生物学をはじめとした自然科学とはそれぞれ独立に発展を遂げてきました。しかしながら、ヒトの社会行動の脳神経基盤について研究を進める、「社会脳研究」または「社会神経科学」と呼ばれる研究分野が発展するにつれ、これらの社会科学と自然科学との距離は、過去に例を見ないほど近づいてきています。

私も、社会神経科学を専門とする研究者の一人です。特に、社会脳の発達について、実験心理学・認知神経科学の手法を使った研究を行っています。社会脳の発達を理解することは、子どもの脳が社会の中でどのように育つのか、経済のグローバル化やソーシャルネットワークなど、急速に変わりつつある現代の社会環境が脳の発達にどのような影響を与えるのかなど、脳の発達全般について知るためには、欠かすことができないものであると考えているからです。さらに、ヒトとのかかわりやコミュニケーションをうまく行うことが困難な発達障害、自閉症スペクトラム障害について知るためにも、社会脳の発達についてよりよい理解をする必要があります。また、社会脳がどのようにできあがっていくのかを理解することは、本質的に社会的な存在である「ヒト」という動物や、その動物が生み出した「ヒト社会」という私たちが生きている環境について知る上で、新たな視点を与えてくれるのではないか、と期待しています。

本書は四部構成となっています。第Ⅰ部では、背景の知識として、脳機能の発達（第1章）と、「社会脳」という概念（第2章）に関する紹介を行います。第Ⅱ部では、生後数年の赤ちゃんが、どのように社会脳を発達させていくのかについて、私の研究を含め、「心の理論」（第3章）、行動の理解（第4章）、および、視線の理解（第5・6章）に関する近年の研究を紹介します。第Ⅲ部では、社会行動やコミュニケーションに困難を抱える発達障害、自閉症スペクトラム障害について（第7章）紹介した後、彼ら・彼女らの脳が、どのように社会的な場面に対応しているのか、それが社会適応の困難さとどのように関連しているのかについて、私や他の研究者の研究成果をもとに、「心の理論」（第8章）、模倣（第9章）、視線理解（第10章）といったトピックを例に取りながら議論します。最後に、第Ⅳ部では、これらの発達認知神経科学研究から、社会脳について、またはヒトの社会行動について何がわかるかについて、議論を行い（第11章）、さらに今後の社会脳研究における重要な方向性について私見を述べます（第12章）。

本書は、社会脳研究や発達研究にかかわる研究者、さらに、これらの領域に関心を持つ大学生・大学院生や、子どもの発達や自閉症児にかかわる教育者や臨床家などの実践家、そして自閉症者本人や家族の方々を主な読者として想定しています。社会脳研究は社会科学、脳科学の両方向に裾野の広い研究領域ですので、専門的な内容に関してはできる限り解説を加えていますが、個々のトピックについてより深く知りたい方は、引用文献を参照してください。また、実験心理学や認知神経科学などの自然科学にあまりなじみがない読者を主な対象として、「科学としての心理学・認知科学」について補章で議論しました。

本書に紹介した私の研究は、長谷川寿一先生、菊池由葵子博士、明地洋典博士、臼井さおり氏、東條吉邦先生、谷口清先生、大六一志先生、さらに長内博雄先生をはじめとした武蔵野東学園の先生方、また、マーク・ジョンソン先生、ビクトリア・サウスゲート博士、ゲルゲイ・チブラ先生、ウタ・フリス先生、サラ・ホワイト博士など、数多くの研究者との共同研究によってなされたものです。ただし、本書に書かれている内容の正確性や主張の妥当性などについて、文責は私にあります。また、それぞれの研究を行うにあたり、日本学術振興会、科学技術振興機構、UK Economic and Social Research Council, UK Medical Research Council, Leverhulme Trust, グレイトブリテン・ササカワ財団より研究助成を受けています。さらに、東條吉邦先生には、本書の内容全般、特に自閉症に関する記述について貴重なコメントをいただきました。また、東京大学出版会の小室まどかさんには、出版に至る過程全般において多大なご支援をいただきました。ここに厚くお礼申し上げます。最後に、私にとって最も重要な「社会」であり、生きる支えである妻に、そして、私のヒトとしての発達を可能にしてくれた両親と弟に、本書を捧げます。

目次

目　次

第Ⅱ部　赤ちゃんの脳、社会に挑む

第Ⅰ部　脳と発達と社会

第1章　脳機能と発達

1　心と脳

ヒトは、生まれながらにして、誰もが心理学者です。家族や友人、学校や職場の人たち、テレビで見る、会ったこともない芸能人やスポーツ選手、さらには、小説や映画に出てくる、実在しない登場人物についてさえ、「この人は今どんな気持ちなんだろう?」「この人は、何を思ってこんなことをしたんだろう?」「この人は、どうしてこんなに機嫌がよい（悪い）のだろう?」、また、場合によっては、「この人は私のことをどう思っているんだろう?」「〜をしたら、この人は私のことをどう思うだろう?」など、相手の心を読もうとしています。こういった心の働きは、「素朴心理学」、または「心の理論」と呼ばれています[119]。心の理論と呼ばれる理由は、科学理論と同じように、相手の目に見える行動を、目に見えない「心」の働きによって説明・理解し、さらに「心」を理解することによって相手の将来の行動を予測しようとする、という働きがあるからです。例えば、物理学の理論は、目に見えるものの動きを、目に見えない「重力」や「力」「摩擦」といったものの働きで理解し、さらに、重力などの働きを理解することによって、投げたボールの行方から、ロケットの軌道まで予測することができます。同じように、ヒトは「心の理論」を使うことにより、他のヒトの行動を理解し、予測しているのだと言うことができます。

心の理論は、とても強力で、役に立つ能力です。ヒトとヒトとがうまくコミュニケーションを取ったり、円滑な社会関係を築いたり、協力して、一人ではできない大きな仕事を行うことができるのは、心の理論のおかげであるとも言えます。また、心の働きはヒト社会でとても重要なものとして扱われており、例えば、刑事事件の裁判では、実際に行われた行為だけでなく、被告がその行為を意図して行ったか、それともそうするつもりでは無かったのか、という、相手の「心」の状態が、量刑を決める上で重要な条件となります。さらに、心の理論はあまりにも強力に働くので、ヒトは必ずしも適切ではない場合、例えば、ヒト以外の動物や植物、さらにはコンピュータや電化製品などの無機物のふるまいを理解する上でも、相手に「心」を見てしまうことがあります。

では、心の働きについて、自然科学の方法を使って研究するには、どうすればよいでしょうか？　この答えは、「心」をどのように定義するかによって変わってきます。「心の理論」や「素朴心理学」のように、心を「行動を引き起こすもの」と定義するならば、行動を計測し、その行動を引き起こす生理学的なメカニズムを解明すれば、それが心を研究することになるでしょう。また、もっと主観的な、「今、私が感じている、考えている心」を科学的な研究の対象とするならば、いろいろな場面で、自分が、あるいは他のヒトが何を感じているか、何を見て（あるいは聞いて）いるか、何を思っているかを聞き取ることにより、環境と心の関係を研究できるかもしれません。さらに、何かを感じている時、考えている時の脳や身体の状態を計測することにより、主観的な心の状態が、どのような生理学的メカニズムによって引き起こされているかを知ることができるかもしれません。

行動に注目する方法を用いると、主観的な感覚の報告(内省報告)に頼ることなく、外部から客観的に計測が可能な情報だけを用いて研究を行うことができるので、内省報告を行うことのできない、赤ちゃんや重度の障害を持つ人、さらには、ヒト以外の動物を対象とした研究も可能となります。さらに、本人が自覚できない、無意識的な心の働きを研究するのにも適しています。しかしながら、行動に表れない、主観的な意識や内観を研究することはできません。一方、主観的な心の状態に注目する方法を用いると、それらの「私が感じている、考えている心」を研究することが可能となりますが、その分、研究対象は内観報告ができる人に限られてしまいます。現代の実験心理学では、両方の方法が状況に応じて使い分けられていますが、本書では、乳児期からの心の発達、脳の発達を主なテーマとするため、前者のアプローチによる研究を主に紹介することになります。

コラム1　行動に関する四つの「なぜ」

ニコラス・ティンバーゲン(Nikolaas Tinbergen)は、行動について研究する上で、四つの「なぜ」(図)を区別して扱うことが必要である、と論じました。[20] 例えば、仁平義明は、クルミを道路に落とし、車に轢かせて殻を割り、中の実を食べる、という行動を身につけたカラスについて報告しています。[110] このカラスがな

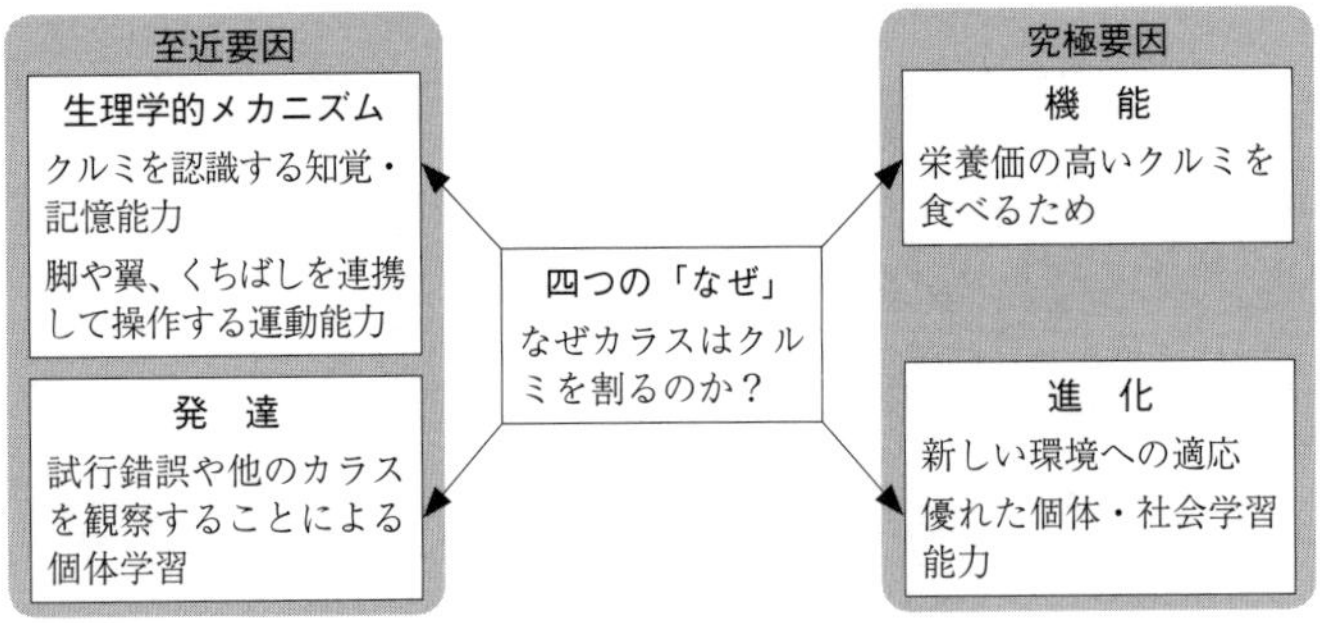

図　ティンバーゲンの四つの「なぜ」

ある行動を研究する際、その行動が「どのように」成立しているか（至近要因）に対する問いとして、その生理学的なメカニズムに関する問い、またそういったメカニズムが形成されるに至る発達過程に関する問いが立てられる。また同時に、その同じ行動が「なぜ」成立しているか（究極要因）に関する問いとして、その行動が個体の生存や繁殖にどのように寄与しているのかという機能に関する問い、またそういった機能が自然選択によりどのように形成されてきたかに関する進化的な問いも立てられる。

ぜこのような行動を取るのか、という問いの答えとして、「クルミを食べるため」という、この行動がどのような役に立つのか、という視点からの答え、「機能」に関する答えができます。さらに、この機能がどのように生まれたか、という歴史を考えると、カラスが進化してくる中で、新しい環境に適応し、効率よく餌を捕ることができるような学習能力を持つ個体は、そうでない個体よりも新しい環境に適応して生き残り、子孫を残す確率が高いので、進化の過程でそのような優れた学習能力ができあがってきたのだろうという答え、「進化」に関する答え方もできます。また、「クルミを知覚することにより、脳の空腹中枢が刺激され、その結果、脳からの信号により羽やくちばし、脚の筋肉が動かされ、クルミを車の前に動かしたから」という、生理学的なメカニズム、「実装」に関する答えをすることもできるでしょう。さらに、この生理学的なメカニズムがどのように形成されたかという歴史的な経緯を考えると、「偶然クルミを落としたら車が轢いて、その経験から学習した」、または、「他のカラスが同じことをやっているのを見て学習した」というように、そのカラスが生まれてから今までに、どのような経緯でその行動を獲得したのかという答え、「発達」に関する答え方もできます。これらの四つのうち、「機能」と「進化」に関する問いを「究極要因」あるいは「なぜの問い」、「実装」と「発達」に関する問いを「至近要因」あるいは「どのようにの問い」と呼ぶこともあります。

これら四つの問いは、密接に関係していますが、それぞれ独立に研究し、答えを探すことができます。例えば、「相手の注意を引く」という機能は、声をかけることによっても、手をふることによっても、携帯にメールを送ることによっても可能であるように、一つの機能を実装する方法はいくつもあります。また、「手を顔に近づける」という行動一つを取ってみても、顔のかゆいところをかく、食べものを口に運ぶ、飛んできたボールから顔を守る、あるいは手話で相手に何かを伝えるなど、数多くの機能を果たしている可能性があります。ですので、ある行動の生理的メカニズムを理解するだけでは、その行動の機能を知ることはできません。

行動に関して研究を行ったり、行動の背景にある理由について議論したりする際には、その理由づけが四つの問いのうち、どれに対応しているのかについて意識しておかないと、議論がかみ合わなくなったり、既存の知識との対応づけがうまく行かなくなったりすることもあるので、注意が必要です。

行動を引き起こす動因としての心、主観的な状態としての心、どちらのアプローチを採るにしても、その生理学的なメカニズムを考える上で、脳を外すことはできません。脳は、膨大な数の神経細胞（ニューロン）によって、複雑なネットワークを構築しています。目や耳などの感覚器から得られた外部からの情報（刺激）は、末梢神経を通じて脳に伝達されます。また、脳は、空腹や疲労など、身体内部の状態に関する情報も、神経やホルモン分泌を通じて常に受け取っています。こういった身体外部・内部の両方からの情報は、脳内の様々な部位で複雑な処理をされ、その結果として引き起こされた神経シグナルやホルモンの分泌を通じて、筋肉や他の臓器の働きが制御され、「行動」が引き起こされます。そういった意味では、脳は行動を引き起こす動因であるということもできます。そこで、心理学者や行動学者など、心の働き、行動を引き起こすメカニズムを明らかにしようとする研究者の多くは、脳を主な研究対象としてきました。

脳と行動、脳と心の関係を調べる手法は、大きく二つに分けられます。一つめは、脳の特定の部位が壊れた時に、行動がどのように変化するかを調べる手法です。ヒト以外の動物を対象とした研究では、外科手術によって脳を部分的に破壊する方法が採られています。もちろん、ヒトを対象にそういった研究を行うことはできませんが、事故や病気、やむを得ない手術などによって脳の一部が欠損した人を対象とした研究、神経心理学は、ヒトの脳の働きに関する、数々の重要な発見につながっています。さらに、近年では、経頭磁気刺激法（Transcranial Magnetic Stimulation: TMS）という、頭皮の上から局所的に強い磁場をかけることにより、瞬間的にその部分の脳活動を変化させて、その際の行動反応や主観的報告を調べる方法も用いられています。

もう一つの手法は、何かの刺激を受けている際、または何かの行動を起こしている際の脳活動を計測する手法です。脳内での情報伝達は、ニューロン間の電気信号のやりとりとして行われているので、感度のよい電圧計を用いることにより計測することができます。ヒト以外の動物を対象とした研究では、それぞれの神経細胞に直接電極を設置し、そこからの電気信号を計測する手法が採られています。ヒトを対象とした研究でも、例えばてんかんの治療などで開頭手術を行う必要がある人を対象として、脳内の特定の場所から電気信号を記録したり、さらには脳内の特定の場所に電気信号を加えたりすることにより、その心や体の働きにどのような影響があるかを調べることもなされています。もちろん、これは研究のためだけではなく、健康な生活に必要な脳の部位を誤って切り落とすことがないように、それぞれの場所の働きを検査する、医療としての行為でもあります。また、こういった特殊な状況での研究以外にも、何かの刺激を受けている際、あるいは何かの行動を行っている際の電気信号を、頭皮の上から計測し、脳内での処理が頭皮上の電気信号のパターンにどのような影響を与えるかを調べる手法、脳波計測（Electroencephalography: EEG）を用いた研究も、幅広く行われています。

二つめの手法に関連して、機能的磁気共鳴法（functional Magnetic Resonance Imaging: fMRI）や、近赤外線分光法（Near Infrared Spectroscopy: NIRS）と呼ばれる脳機能計測の手法も、多く使われるようになってきました。これらの手法のもととなっているのは、神経細胞の活動に関連した代謝です。神経細胞が活動するにはエネルギーが必要ですが、そのエネルギーを生み出すため、近くの毛細血管を流れる血液の中にある、赤血球上のヘモグロビンというタンパク質から酸素を調達します。この酸素利用に関連した血流（より正確には、酸化ヘモグロビンおよび還元ヘモグロビン量の経時変化）を特殊な方法で計測することにより、脳のどの部位で神経細胞の活動が起こっているかを計測することが可能となります。これらの手法は、電極を直接細胞に設置することなく、脳のどの部位で活動が起こっているかを正確に計測することができるため、ヒトを対象とした研究を中心に、幅広く用いられています。

2　脳機能の局在と可塑性

脳科学によって明らかにされた、最も重要な知識の一つは、「脳機能は局在する」ということです（図1―1参照）。例えば、脳の後ろ側、後頭葉には、目で見た情報を処理することに特化した「視覚野」がありますし、脳の横の部分、側頭葉には、耳から聞こえた情報を処理することに特化した「聴覚野」があります。脳の上側、頭頂葉と、脳の前側、前頭葉との境目には、頭頂葉側に、体中の皮膚で感じた情報を処理することに特化した「体性感覚野」、前頭葉側には、体の各部分の筋肉を動かす機能に特化した「運動野」があります。また、視覚野や聴覚野などのそれぞれの部位の中でも、場所ごとに、少しずつ違った機能を担っている部分が存在することがわかっています。これらの部位は、脳の機能単位として、領野、あるいはモジュールと呼ばれることもあります。これらの領野の中には、ヒトの顔認識や言葉の理解・発話、注意や記憶など、複雑な処理にかかわるものも多く含まれています。脳の機能分化に関しては、他にもよい専門書が多数出版されているので、より詳しく知りたい方は、それらの本を参照してください。

脳機能が局在する、ということに関する理解は、脳科学、特に脳機能研究の基盤となっています。

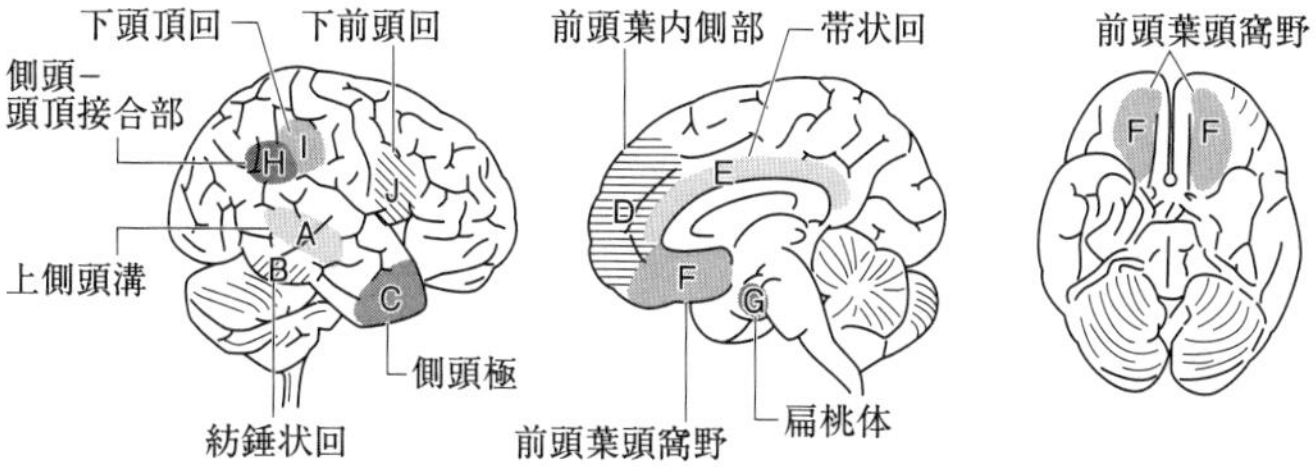

図1–1　社会脳の見取り図（Beauchamp & Anderson, 2010[17]を改変）

脳は巨大な器官であり、成人では一〇〇〇億を超える神経細胞から構成されています。神経細胞のそれぞれの働きをしらみつぶしに調べようとしたら、膨大な時間と手間がかかるでしょうし、どこから手をつけてよいかもわからないかもしれません。しかし、脳機能の局在のおかげで、脳科学者は、脳を領野ごとに小分けにして、それぞれの領野の機能を研究することが可能になっているのです。言い方を変えると、脳科学者の仕事の一つは、脳のどの場所がどのような役割を果たしているかに関する「地図を書く」ことである、と言ってもよいかもしれません。特に、脳のどの場所が活動しているかを、数ミリ単位の精度で正確に計測することができる、fMRIという技術が発展したことにより、脳の地図づくりは大きく進みました。今では、Human Brain Mapping（ヒトの脳地図）という国際会議や、その学会が出している専門誌までが存在し、次々と新しい発見が報告されています。

一方、こうした脳の地図づくりが進むにつれ、脳機能の局在に関する、もう一つの大きな発見がありました。脳機能の単位である領野の大きさや働きは不変なものではなく、経験によって変化することがわかったのです。例えば、視覚障害の人が点字を読んでいる時の脳活動を記録すると、視覚野の一部、通常は目から得られた情報を処理する脳部位に活動が見られます[129]。これは、通常ならば視覚を処理する部位が、指から得られた感覚を処理するように変化したことを示しています。また、バイオリニストやチェリスト、ギタリストなど、弦楽器の演奏家は、体性感覚野のうち、指先（特に右手）の感覚に対応する領野の広さが通常よりも大きいこと、さらに、この領野の大きさは、楽器の演奏をはじめた年齢と相関しており、若い頃に演奏をはじめた人ほど領野が大きくなっていることが知られています[46]。これも、生後の経験によって脳の地図が変化することを示しています。少し変わった例として、ロンドンは道路が複雑で、一方通行なども多く、道を覚えるのが大変な都市なのですが、ロンドンのタクシーの運転手は、記憶に関連する脳部位、海馬が通常よりも大きいこと、さらには、運転手の経歴が長いほど海馬がより大きくなっていることも報告されています[97]。これは、複雑な道を覚えるという経験によって、脳の部位の大きさまでもが変化する可能性を示しています。これら、生後の経験による脳機能の変化は、脳機能の可塑性と呼ばれています。脳機能の可塑性は、視覚や聴覚などに障害を持つ人の適応にかかわっているだけでなく、事故や病気などによる脳損傷からどのように回復するのかについても重要な役割を果たしていると考えられており、現在、基礎研究・応用研究の両面から、高い注目を集めています。

脳機能の局在は、脳の特定の部位は決まった役割を果たしていることを示しています。一方、脳機能の可塑性は、脳の部位と機能の関係は、経験によって変化することを示しています。この二つの事象は、お互いに矛盾しているようにも見えるかもしれません。実際、脳科学者の間では、脳機能の局在を強調する立場、可塑性を強調する立場の両者があり、論争が行われています。特に、成人の脳がどのくらい可塑的であるのかについては、未だわかっていないことも多く、研究が進められています。

この論争に関する大きな疑問の一つに、「脳は可塑的で、経験によって大きく変化するのに、どうして成人の脳は同じような機能局在を持っているのだろう？」というものがあります。これは、実験心理学からはじまり、脳科学に足を踏み入れはじめていた頃、私が持っていた疑問でもあります。脳機能の地図が生まれつき完全に決まっているわけではなく、経験によって自由に変化するのであれば、なぜ様々な異なる経験をしているヒトが、結果的にはみな同じような地図を身につけるのでしょうか。

3　脳機能の発達

一つの受精卵からはじまるヒトの生命は、数多くの遺伝子と、体内・体外の環境との複雑な相互作用により、母親の胎内で発生を遂げます。出産にともない、外の世界に誕生した後も、遺伝子と環境の相互作用は果てしなく続き、ヒトは発達していきます。もちろん、脳も例外ではありません。生後すぐの赤ちゃんの脳、特に大脳新皮質は、極めて未成熟な状態であることが知られています。その後、生後数年の間に、赤ちゃんの脳は劇的な発達を遂げます。その後も脳の発達は続き、前頭葉などの脳の一部では、思春期の頃まで大きな発達的変化が続くことも知られています。成人になる頃までにはヒトの脳の発達は一応の落ちつきを見せますが、その後も、脳の発達はとどまることなく、長く続いていきます。

発達の過程で、脳の機能局在がどのように形成されてくるかについては、いくつかの説があります[78]。モジュール説と呼ばれる説は、脳機能の局在は生得的に決まっており、発達に伴って、それぞれの脳部位での遺伝子発現が起こることによって、脳機能の局在が成熟化してくる、という立場を取っています。また、熟達化説と呼ばれる説は、脳は本質的に可塑的な存在であり、脳機能の局在は、生後の環境の中で、日常的に繰り返し出会う問題に関する学習を行うことにより、それぞれの部位がそれらの問題のエキスパートになることによって形成される、と主張します。モジュール説は、脳機能の局在が起こるそもそもの理由や、異なるヒトの間で脳機能の局在が一貫していることをうまく説明できますが、脳が可塑的であることと矛盾してしまいます。一方、熟達化説は、生後の経験によって脳機能の局在が可塑的に変化することをうまく説明できていますが、異なる経験を持つヒトの間で、同じような脳機能の局在が起こる理由をうまく説明できません。

一方、相互作用説と呼ばれる説は、生得的な認知バイアスと、生後の環境における経験との相互作用により、脳機能の局在が創発するという立場を取っています。相互作用説によると、生まれたばかりの赤ちゃんの脳には、ヒトの顔や声に対する反応性など、生きていくのに重要ないくつかのバイアスが備えられていますが、それ以外の脳部位は強い可塑性を持っています。その後、生得的なバイアスによって、赤ちゃんは環境の中で、生きていくのに重要な情報に選択的に反応し、それらの学習を行います。学習は、最初は脳内の広い範囲で行われますが、脳内の神経細胞の特徴（大きさや数など）

が場所により異なるため、うまく学習をできる部位と、そうでない部位とが出てきます。結果的に、よりうまく学習できた部位が、その処理に関する情報の入力や、他の部位との連絡路を「一人占め」するため、結果的に、脳内にそれぞれの情報処理に専門化した部位が形成されてくることになります。

相互作用説は、脳機能の局在と可塑性の両方を、うまく説明できます。まず、認知バイアスや神経細胞の場所による特徴は生得的に決まるため、ほとんどの場合、基本的な脳機能の局在は同じような結果になります。一方、遺伝的な疾患や障害、特殊な生後の環境などにより、脳内の神経細胞の特徴や生後の環境からの情報入力が大きく変化すると、脳が学習する情報や学習の効率などが異なってくるため、結果的に脳機能の局在が可塑的に変化することになります。生得的な認知バイアスが、どのような発生のメカニズムによって獲得されるのかなど、わかっていないところはありますが、今のところ、相互作用説は脳機能の発達や、脳機能の局在と可塑性の両者について、最もうまく説明できる理論であると、私は考えています。

しかし一方、相互作用説は、個々の領野、脳内のそれぞれの部分の役割がどのように発達するかについて、直接説明する理論ではありません。これは、相互作用説（およびモジュール説、熟達化説）が、脳機能の発達全体を説明する包括的な理論であるため、当然のことなのですが、社会脳の発達について特に知りたい場合には、相互作用説などの大きな理論を踏まえながらも、社会行動に特にかかわる脳機能の発達について、こつこつとデータを集めて検証する必要があります。

4　発達認知神経科学の手法

乳幼児を対象とした脳機能研究にも、基本的には、大人を対象にした研究と同じ手法が用いられています。しかしながら、乳幼児を対象とした研究には独自の難しさがあるため、それぞれの手法は改良されていたり、独自の工夫がなされていたりします。最も長く使われている手法の一つは、乳児の眼球運動の計測です。乳児は運動機能が未だ発達途上であるため、特に生後一年くらいまでは、行動が限られています。一方、目の動きに関する脳神経や筋肉は、比較的早いうちに大人と同じくらいの発達を示すため、乳児が何を見るか、どこを見るかを記録することにより、乳児がものや人を見分けているか、見せられたものを学習しているか、どこに注意を向けているかについて知ることができます。眼球運動の計測は、古くは実験者が直接観察したり、乳児の目をビデオ録画して、記録された画像を分析したりすることによって計測していましたが、近年ではアイ・トラッカーという、目の動きをリアルタイムで計測できる技術が乳児向けに適応されており、広く用いられるようになってきました（図1―2）。

脳機能計測に関しては、装置の設置がしやすく、乳児への負担が比較的小さいことから、古くから脳波計測が盛んに行われています。特に、乳児は大人よりも頭蓋骨が薄いため、脳内での電気信号を頭皮上から計測するのが比較的容易であり、短い実験時間で十分なデータを得ることができます。ま

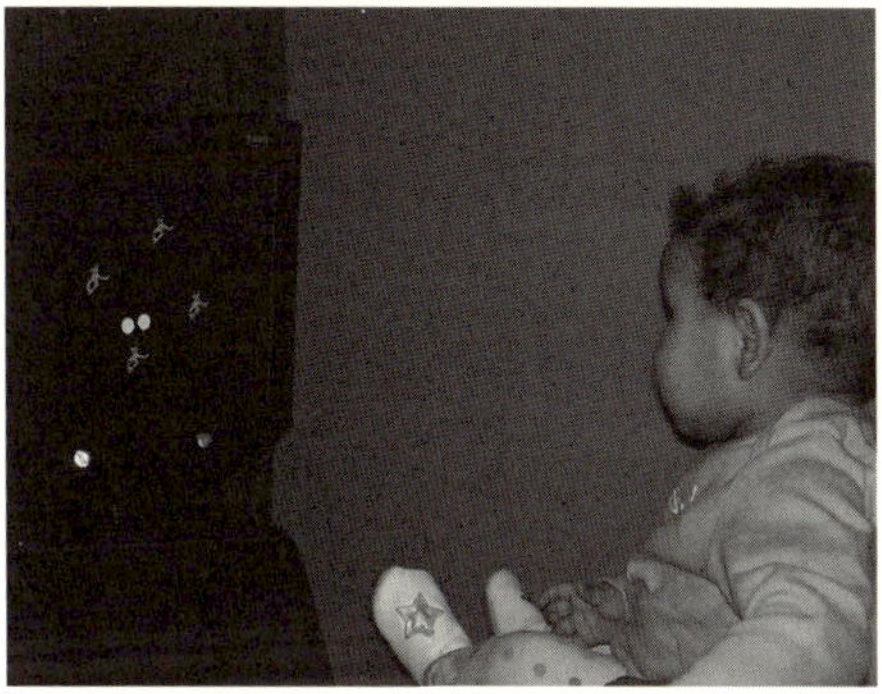

図 1–2　乳児向けアイ・トラッカー研究の様子

左側のテレビ画面の下部にアイ・トラッカーが設置されており、画面を見ている乳児（ローラ、8ヵ月）の視線を計測している。

た、ＮＩＲＳも、乳児への負担の小ささや、脳波計測よりも、脳内のどこで活動が起こっているかを特定しやすい（空間解像度が高い）ことから、近年多く使われるようになってきました。また、ｆＭＲＩも少しずつ使われていますが、乳児の頭を固定しなければならないこと、機械音がうるさく、乳児がびっくりしてしまうことから、現在では主に乳児が寝ているときの脳活動を記録するために使われています。また、幼児を対象にした研究では、大人と同じように、実験者が課題を言葉で子どもに伝えて反応してもらう、という行動実験や、脳波やＮＩＲＳ、ｆＭＲＩをはじめとした、多くの脳機能計測実験が行われています。

　では、このような技術を使って、脳科学者はどのようにヒトの社会行動に関する研究を行っているのでしょうか。第2章では、社会行動の脳科学的な基盤について研究する「社会脳」研究について、その背景を紹介していきます。

第2章　社会脳とは何か

1　社会脳の進化と機能

ヒトの脳も、他の動物の脳と同じく神経細胞から構築されており、基本的な構造やデザインは他の動物とそう変わりません。特に、ヒトと進化的に近い大型類人猿をはじめ、他の霊長類の脳も、ヒトの脳と同じような構造をしています。では、ヒトの脳の何がめずらしいかというと、その大きさです。

ヒトはとても大きな脳を持っていることが知られています。ヒトの脳は、個人差はあるものの成人男性の平均は一・四キログラム、成人女性の平均は一・三キログラムもあり、肝臓を上回り、最も重い臓器です(42)。もちろん、ゾウやクジラのように大きな動物は、それなりに大きな脳を持っていますが、体重あたりの脳の大きさでは、ヒトは群を抜いています。また、ヒトは分類学上は霊長類、中でもチンパンジーやオランウータン、ゴリラなどと同じ「大型類人猿」に属します。つまり、ヒトはチンパンジーの進化的な「いとこ」である、ということもできますが、それら進化的に近縁な大型類人猿と比べても、ヒトの脳は倍以上も大きいのです。ヒトの脳はなぜ大きいのでしょうか。霊長類の進化の歴史の中で、大きな脳はどのようにして形づくられてきたのでしょうか。社会脳仮説は、この問いに答えようとする過程の中で生まれました。

大きい脳を持つということは、得なことばかりではありません。大きい脳には問題もあります。中でも一番の問題は、脳はとても燃費の悪い臓器である、ということです。ヒトの脳は体重の二パーセント弱ほどの重さしかありませんが、体全体が使うエネルギーの二〇パーセントを消費します。[5] つまり、私たちが食事から得たエネルギーの二割は、脳を動かすために消えている、ということになります。現代文明の恩恵を受け、好きなだけ食べものを買うことができる私たちにとっては、この燃費の悪さはさほど大きな問題には見えないかもしれません。しかし、現代のように十分に食べものを得ることができなかった古代のヒトにとっては、このように燃費の悪い器官を抱えておくことは大きな負担だったでしょう。例えば、脳が小さいヒトは、脳が大きいヒトよりも少ない食料で生き延びることができるので、干ばつや飢饉など、長期にわたって十分に食料が手に入らない状況を生き延びるのには有利だったかもしれません。つまり、単純にエネルギー効率の面から考えると、ヒトの脳は生き延びるために不利な構造をしており、進化の過程で淘汰されてしまっていてもおかしくない形質なのです。

こんなにもエネルギーを使う脳は、ヒトの進化の過程でどのようにして大型化してきたのでしょうか。この疑問に答えるため、ロビン・ダンバー (Robin Dunber) という研究者は、霊長類に属する様々な種の脳を比較する「種間比較」という方法による研究を行いました。[42] 具体的には、ダンバーは、脳の中でも比較的新しく進化してきたと言われている大脳新皮質が、脳の中でどれくらいの割合を占めているかについての比をそれぞれの種について計算し、その比がそれらの種が生きている環境のどのような条件とどれくらい強く関連しているか、という分析を行っています。その結果、ヒトを含む霊長類の脳の進化は、その種の体の大きさや行動範囲、何を食べているか（草を食べているか果物を食べているか）といった生態学的な要因ではなく、その種がどれくらい大きな群れの中で生きているか、という社会的な要因と、最も強く関連していることが明らかとなりました。つまり、図2―1から見て取れるように、大きな群れで生活している種ほど、より大きな脳を持っているのではないか、ということが示されたのです。このデータをもとに、ダンバーは、霊長類の脳は社会的な環境をうまく処理できるように進化したという仮説、「社会脳仮説」を提唱しました。

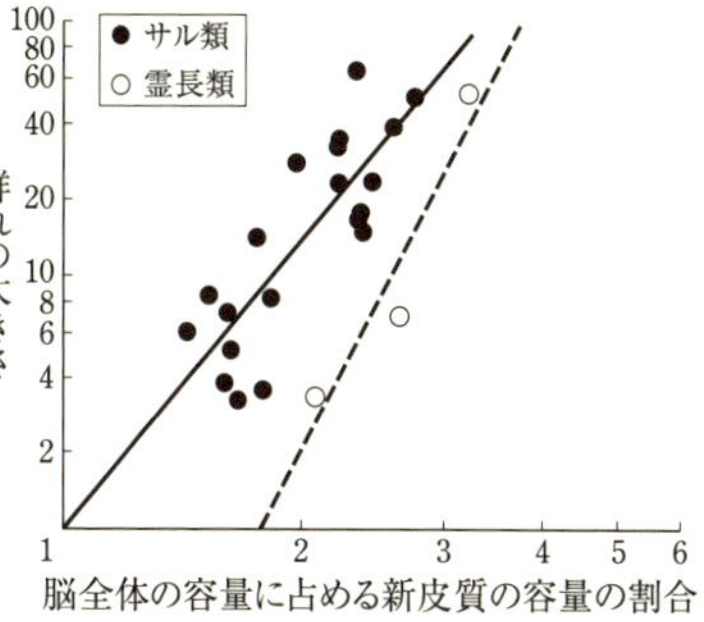

図2–1　霊長類における脳のサイズと群れの大きさの相関（Dunbar & Shultz, 2007[43] を改変）

たしかに、霊長類、特にヒトをはじめとした大型類人猿は、群れの中の他者と複雑な絆、あるいは「人間関係」を築きます。例えば、チンパンジーの群れ社会の中では、二位と三位のオスが「連合」をつくり、協力して一位のオスを追い落とすことがあることも知られています。また、一位のオスも、ただ威張っているだけではなく、率先して群れを守ったり、狩りで得た獲物の肉を他のメンバーに分け与えたりして、よい関係を続けるため、人気を保つためにいろいろと努力しています。つまり、ヒトを含む霊長類にとって、群れのメンバーはただそこにいるだけの存在ではなく、家族や友だち、仲間、あるいはライバルといったように、複雑なつながりを持った相手である、ということになります。ですので、ダンバーの研究より以前から、霊長類、特に大型類人猿の知能は、社会的な問題を解くのに適したように進化してきたのではないか、という議論はなされていました。これらは「社会的知能仮説」、あるいは、君主論などを著したイタリアの思想家、マキャベリにちなんで「マキャベリ的知能仮説」と呼ばれていたこともあります[23]。

こういった複雑な「人間関係」を構築する霊長類では、大きな群れになるほど、その「人間関係」がより多く、複雑になっていきます。こういった群れの中で円滑なつながりを維持するには、メンバー同士の家族関係や順位、誰と誰の仲がよく、誰と誰の仲が悪いのか、といった友好関係や、過去に自分と他のメンバー、あるいは他のメンバー同士の間でどのような経緯があったかなど、様々な事情を押さえておく必要があります。こういった「人間関係」の組み合わせは、メンバーが増えるにつれて爆発的に増えていきます。そういった複雑な「人間関係」を処理するためには、処理能力の高いコンピュータ、大きな脳が必要だった、という議論には説得力があります。

これらの研究は、動物の脳、特にヒトをはじめとする霊長類における大きな脳は、社会の中で他者とうまくやりながら生き延びる能力、社会的な環境への適応として進化してきたのではないか、ということを強く示しています。すなわち、キリンの首が高い木の上の葉を食べることに適応しているように、クジラやイルカの体が海の中で生活することに適応しているように、ヒトの脳は、社会の中でうまくやっていくのに適応したデザインになっているのではないか、と考えることができます。こういった、ヒトの脳のデザイン、機能に関する理解は、脳科学における社会脳研究の理論的な裏づけとなっています。

コラム2　霊長類以外の動物における脳の大きさ

ダンバーはその後、霊長類以外のグループについても脳の大きさと社会的環境の関連を調べています[43]。しかし、面白いことに、食肉目（イヌやネコの仲間）や偶蹄目（ウマやウシの仲間）、鳥やコウモリなど、霊長類以外のグループでは、群れの大きさと脳の大きさの直線的な関係は得られませんでした。ただ一つ、これらのグループに属する種の脳の大きさに影響しているのは、「一夫一妻であるかどうか」ということでした。決まったパートナーとつがいになる種では、そうでない種よりも脳が大きい、ということが示されたのです。このことから、ダンバーは、重要なのは群れの大きさそのものではなく、それぞれの種の個体が持つ「絆」の数である、という説を提案しました。一夫一妻である種は、時間をかけて決まったパートナーを選び、そのパートナーと協力して子育てをします。そういった、パートナーを選ぶこと、決まったパートナーと協力して生きていくためには、高い知能が必要である、という主張です。社会脳の進化について考えさせられる話ですし、何となくわかるような気もしてしまいます。

2　社会脳プロジェクト

では、ヒトの脳はどのようにして社会環境に適応しているのでしょうか。科学者は、どうやってそれを調べることができるのでしょうか。例えば、キリンの首について知りたければ、首の構成要素である皮膚や筋肉、骨や関節、神経などが、「木の葉を食べる」という行動を達成するためにどのような役割を果たしているかを研究することができます。同じように、ヒトの脳についても、脳の構成要素である神経細胞、それらの神経細胞から構築される機能単位である「領野」が、社会行動を達成するためにどのような役割を果たしているか、ということについて研究することができます。

こういったアイディアは、レスリー・ブラザース（Leslie Brothers）という生理学者が一九九〇年に発表した、「社会脳――新しい領域で霊長類の行動と神経心理学を統合するプロジェクト」という題名の理論論文の中で、初めて明確に主張されました[22]。ブラザースは、まず、その当時の動物行動学や実験心理学によって得られた知見をもとに、霊長類はきわめて高度で複雑な社会行動を行うこと、また、こういった社会行動には、他個体の行動から意図や意向を推測する、「心の理論」と呼ばれる能力（ブラザースはこれを「社会的認知」と呼んでいます）がかかわっていることを議論しました。そして、この「社会的認知」（あるいは「心の理論」）は、前脚（あるいは腕）を用いた複雑な操作能力や視覚の発達などと同じように、霊長類に特徴的な進化であり、ゆえに、この「社会的認知」を処理する機能に専門化したような脳の領域があるのではないか、もしそれがあるとしたら、視覚や聴覚、記憶や注意にかかわる脳の領域を研究するように、社会的認知にかかわる脳の領域を研究することは、ヒトをはじめとした霊長類の脳機能についての理解を深める上で、きわめて有効なアプローチになるのではないか、と提案したのです。

ブラザースがこの提案を行った一九九〇年当時は、まだ現在のような脳機能研究の手法が一般的ではなかったので、脳科学の主な研究手法は、サルの脳に直接電極を刺して神経細胞の活動を記録する電気生理学的な手法か、あるいは脳の特定の場所を損傷した人に様々な検査をして、脳損傷の位置と行動・認知との関連を調べる神経心理学の手法が主流でした。いまと比べればはるかに限られたこれらの研究手法でも、当時までに、ヒトやサルの脳には、顔による人物の同定や、視線、表情や感情などの理解に関連した処理を行う脳部位がいくつかあることが報告されていました。顔の人物情報を処理する紡錘状回、視線や表情などを処理する側頭葉上側頭溝、さらには他者の意図や感情などを処理する前頭葉内側部や前頭葉眼窩部など、ブラザースが議論した「社会脳」にかかわる脳部位に関しては、その後も数多くの研究がなされており、これらの領域がヒトにおいても社会的な情報の処理に重要な役割を果たしていることが、繰り返し報告されています（図１―１参照）。

こういった、動物行動学者や生理学者など、脳科学や生物学の専門から社会行動に迫ろうとするアプローチと同時に、社会心理学や経済学、倫理学など、人間と社会とのかかわりについて研究を行っていた社会科学の側からも、これらの社会的な営みと脳機能との関連について調べよう、という研究が始まってきました。これらは、社会神経科学（social neuroscience）、神経経済学（neuroeconomics）、神経倫理学（neuroethics）などと呼ばれています。

これら社会脳研究、社会神経科学は、その後の二〇年で大きな飛躍を遂げました。いまでは、*Social Neuroscience*; *Social, Cognitive, & Affective Neuroscience* という、社会神経科学に特化した二つの専門誌が存在し、関連した国際会議（Society for Social Neuroscience; Social & Affective Neuroscience Society）も設立されました。また、脳科学や心理学などの国際誌にも、社会神経科学に関連した特集が組まれることも多くなってきました。ブラザースが提唱した「社会脳」というプロジェクトは、これまでのところ大成功を収めている、と言ってもよいと思います。

3　社会脳研究の広がり

ブラザースによる提唱から二〇年を経て、社会脳研究、社会神経科学の裾野は広がり、研究者の数は増え、その全体像を把握するのはだんだん困難になりつつあります。また、この分野は学際的であり、分子生物学者から社会学者、哲学者まで、様々な背景を持つ研究者が、同じ「社会脳」「社会的認知」という言葉を使っています。そのため、「社会脳」という言葉の指す意味も、少しずつ拡散していっているように思います。そのすべてを網羅するのは私の能力を超えてしまいますが、可能な範囲で、大きな流れを概説したいと思います。

まず、ブラザースによるオリジナルの定義は、「他者（他個体）の意図や意向を処理する神経機序」というものでした。これは、これまで何度か言及し、次章で詳しく議論する「心の理論」という概念に近いものです。この定義に基づくと、他者の意図を読む、という能力と強い機能的なつながりのある処理を行っている部分が「社会脳」になります。例えば、他者の動きや視線の検出、表情やしぐさの理解、また、相手が誰であり、どのような人物であるかを認識する人物同定などは、相手の意図を理解する上で重要な手がかりですので、これらの情報を処理している脳部位は「社会脳」となります。

次に、もう少し幅の広い定義として、「(ヒトの) 社会的な行動の基盤となっている脳神経の機序」というものもあるように思われます。例えば、経済的な取り引きの場面での意思決定や、倫理的判断、さらには、政治的な態度や、他者への同調行動など、社会心理学が扱ってきたような心の働きに関連する脳部位であれば、すべて「社会脳」と呼ぶ、ということになるでしょう。

さらに、もっと幅の広い使い方として、「社会的な場面での脳の働き」というものもあります。例えば、社会神経科学で徐々に流行してきている「二つの脳」実験では、二人以上の実験参加者に、直接、あるいはビデオカメラ越しで「社会的な」活動、助け合いや競争、駆け引きをともなうゲームなどを行ってもらい、その時の脳活動をどちらか一人、あるいは二人ともから記録する、という実験を行います。この場面では、心の理論や社会的意思決定、倫理的判断など、狭義の「社会脳」に関する脳部位が働くことが予測されます。また、それに加えて、視覚や聴覚、記憶や注意、運動の制御など、社会的な場面以外でも重要な役割を果たすような脳機能、社会的な情報処理に特化しているわけではない脳機能が、社会的な場面でどのようなふるまいを見せるかについてのデータを得ることもできます。こういった、言ってしまえば「脳全体」の社会的な場面におけるふるまいを、全部まとめて「社会脳」と呼んでいるように見える研究も、最近は多く見られるようになってきました。

この広い立場は、むしろダンバーが提唱したような、進化的・機能的な意味での「社会脳」という議論に近いのかもしれません。ダンバーによると、社会的な環境の複雑さに関連して進化したのは脳の特定の部位ではなく、脳全体、特に大脳新皮質の大きさ（あるいは重量）ですので、ここから考えれば、脳全体が「社会的な環境でうまくやる、生き残る」という機能に特化したメカニズムを持っている、という議論にも説得力が出てきます。

これら様々な定義のうち、どれが正しいのか、という議論にはあまり意味がないように思います。むしろ、「社会脳」という用語は、脳科学者の目を社会行動に向けようとしたスローガンのようなものですので、現在の状況は、むしろ喜ばしいことなのかもしれません。ただし、実際に研究を行うにあたって、いくつか議論が対立する側面も出てきていますので、少し整理しておきたいと思います。

一つめの問題は、社会脳がどれだけ「特別」かという議論、社会脳の「領域特異性」に関するものです。ブラザースがオリジナルの論文を書いた頃は、それこそモジュール説全盛の時代でしたので、彼女の提案した「社会脳」もモジュール的なものになっています。つまり、脳部位には「社会的認知」を処理する部分が、それ以外の情報を処理する部分とは独立に存在する、という立場です。この主張に基づくと、「社会脳」とは、社会的な情報を処理する時にのみ活動し、それ以外の情報を処理する時には活動しない脳部位である、ということになります。一方、より広い立場を取るならば、そういった部位に限らず、視覚や聴覚、記憶や注意など、社会的でない情報も処理するような脳部位でも、社会的な場面に関連した処理を行うのであれば「社会脳」研究の対象となります。この点は、脳のそれぞれの場所がどのような役割を果たしているのかという、脳機能の局在に関する議論に直接かかわってくるところですので、脳科学研究における重要で面白いトピックになってきていると思います。ただし、こういった立場の違いが、社会脳研究における議論を混乱させる要素になることもありますので、それぞれの研究者がどういった意味で「社会脳」という言葉を使っているかについては、気をつけて見ておく必要があります。

二つめの問題は、研究の対象とする「社会行動」の範囲です。ブラザースは、霊長類に特有な「社会的認知」とは、他者の意図や意向を認識する能力、「心の理論」を使ったものである、という主張をしています。この立場に基づくと、社会脳研究が対象とすべき社会行動は、霊長類の、「心の理論」を必要とする行動に限る、ということになります。しかしながら、一口に霊長類と言っても、単独行動を行う種から大きな群れを形成する種まで、その社会構造は多様です。また、ダンバーが主張するように、そういった社会構造の違いが霊長類の脳の進化に大きな役割を果たしたのであれば、霊長類の中でも、種によって、また、その種の社会構造によって、「社会脳」の働きが大きく異なっている可能性があります。この点は、ヒト以外の動物を対象としている研究と人を対象としている研究を比較する際、特に気をつける必要があります。さらに、いわゆる「社会神経科学」の中には、ブラザースが提案したような狭義の社会行動に限らず、より広い範囲の社会行動を対象とした研究が多く見られます。例えば、雄雌の間の相互作用（性行動）も社会行動の一つですので、ネズミやショウジョウバエの性行動も社会神経科学の対象となります。こういった動物では、遺伝子操作や細胞レベルでの研究など、ヒトやその他の霊長類では技術的・予算的・倫理的に難しいが、きわめて重要な研究を行うことが可能です。ただし、こういった研究において扱われる「社会行動」と、ヒトにおいて見られるような特殊で複雑な社会行動のどこまでが共通の生物学的な基盤に基づいており、どこからがヒト（あるいは霊長類）に特有のものなのか、慎重に検討していく必要があると思います。

4　「社会脳の発達」という視点

このように、社会脳研究、社会神経科学は急速にその裾野を広げつつあります。そのおかげで、社会と脳との関係について、新しい発見が続々となされており、活気のある研究分野になってきました。しかし一方、先に述べたように、社会脳研究が対象とする社会行動も幅広くなってきました。例えば、親子や夫婦（つがい）など、家族の結びつきを研究する場合、チンパンジーなどに見られるような、社会的地位や食料などへのアクセスをめぐる社会的な競争や駆け引きを研究する場合、さらに、フェースブック（Facebook）やツイッター（Twitter）のようなソーシャルネットワークが社会行動に与える影響を研究する場合では、同じ「社会脳研究」と言っても、どのような生物種を対象に研究を行えばよいか、どういった研究手法の使用が適切なのかなどは、大きく異なってきます。そこで、第Ⅱ部以降で具体的な研究の紹介に入る前に、社会脳研究全体の中における私の立ち位置、私が研究者として追っている「問い」を、ここで明確にしておきたいと思います。

私の問いは、「進化の過程で、ヒトという生物は、いかにしてこのような複雑な社会構造をつくり出したのだろう」というものです。「はじめに」にも述べたように、社会行動自体は生物界に広く見られます。しかし、ヒトの社会はその大きさも、複雑さも群を抜いています。さらに、文化を生み出し、知識を伝え、家族を超えた大きなグループ間で分業や経済活動を行い、さらには政府や宗教などの「社会制度」までつくり出すといったように、ヒト社会はそれ以外の生物の社会とは質的に異なっているように見えることもあります。また、ヒトがアフリカを越えて、熱帯のジャングルから北極圏、砂漠や海にまで活動圏を広げることができたのも、社会を築き、文化を生み出す能力によるものだと言えます。このように、ヒトの社会行動は、生物学のテーマとしても、とても不思議で、重要な問題であると考えています。

また、ヒトという生物にとって最も重要な環境が「社会」である以上、ヒトの抱える問題もその多くが社会的なものです。他の人とうまくやっていくにはどうすればよいか、会社や学校などの社会組織をどのように維持すればよいか、また、家庭内暴力やいじめ、さらには差別や戦争など、ヒト社会が生み出す問題に対して、どのように取り組んでいけばよいのか、といった「社会的」な問題について考える際にも、生物としてのヒトの脳が、どのようにして社会という環境に向き合っているのかを理解することは役に立つはずである、と私は考えています。

この問いを追うために、私は「発達認知神経科学」という手法を主に用いています。一つの大きな理由は、第1章で述べたように、発達という観点から脳機能を研究することにより、脳機能の局在や可塑性という、脳科学の主要な問題を効率よく扱うことができるからです。また、自閉症スペクトラム障害と呼ばれる、対人行動やコミュニケーションに困難を抱える発達障害において、脳機能がどのように発達し、その非定型な発達がどのように社会行動の障害につながるのか、という視点からの研究を行う上でも、発達認知神経科学の手法は役に立ちます。自閉症は私の主要な研究トピックの一つであり、第Ⅲ部で詳しく紹介します。

この手法を選んだもう一つの理由は、「ヒト」の脳機能について、その成り立ちについて理解する上で、発達認知神経科学の手法が最も適したものであると考えるからです。特に、ダンバーにより、霊長類の社会構造は種によって大きく異なっており、そういった霊長類の種間の違いが、脳機能の進化と強く関連しているのではないか、という可能性が示されていますので、ヒトの社会の特殊性について知りたければ、ヒトを対象とした研究を行うのが一番の近道である、と私は考えています。たしかに、サルやネズミ、ショウジョウバエなど、ヒト以外の動物を対象とした研究では、脳を切除したり、薬品を加えたり、遺伝子を組み換えたりといった、ヒトを対象としては行えないような手法を使い、脳の機能についてさらに深い理解を得ることができます。しかしながら、そういった研究によって得られたサルやネズミ、ショウジョウバエの社会行動の生物学的な基盤が、どれだけヒトのものと共通しているのか、どれだけ違っているのかを研究するにはさらに一手間かかりますし、そもそも、そういったモデル生物を対象としていると、言語や社会制度など、ヒトに特有の社会行動を調べることができませんので、私は自分の研究対象をヒトに絞っています。ヒト以外の動物の研究を自分で行ったり、他の研究者の研究を見たりする際にも、その種の社会行動からヒトの社会行動についてどれだけ理解できるかについて、進化的な背景や社会構造の特徴がどれだけ共通しているか（またはどれだけ違っているか）、といった点に注意しながら見ていこう、と考えています。

「社会」と「脳」、どちらも非常に面白く、重要な研究対象ですので、他にもいろいろなアプローチの仕方があると思いますし、私の選んだ手法が最適なのかどうかはわかりません。ただ、「発達社会神経科学」とでも呼ぶべきかもしれないこの手法は、社会脳研究に新たな視点を与えており、ヒトの社会行動の理解、脳機能の理解につながるものであると考えています。第Ⅱ部以降では、具体的な研究事例の紹介を通して、社会脳の発達について何がわかってきたか、何がわからないのかについて、私自身の研究も含めながら議論していきたいと思います。

第Ⅱ部　赤ちゃんの脳、社会に挑む

第3章 他者の心を理解する

1 心の理論とその検証

「心の理論」に関しては、第Ⅰ部でも何度か触れてきました。科学者が、直接観察できない「力」や「エネルギー」といったものの働きをもとに物体の動きを理解し・予測するように、ヒトは直接観察できない「心」というものの働きをもとに、他のヒトの行動を理解し、予測します。例えば、いつも明るい同僚がその日だけは表情が暗く、挨拶しても返事が返ってこなかったとしたら、あなたは、その様子から「何かあって落ち込んでいるのだろう」という心の状態を推測し、多くの場合には相手を心配するでしょう。場合によっては、それとなく話を聞いたりして相手の気持ちや状況を理解しようとしたり、さらにはどうしたら相手を元気づけられるか、といったように、相手の心の状態を変えようと考えるかもしれません。「心の理論」は、ヒトが他のヒトとかかわる上で、とても重要な役割を果たしています。

「心の理論」という概念を初めて提案したのは、認知科学者のデーヴィッド・プレマック（David

Premack）です。一九七八年に著した論文で、プレマックらは「自分あるいは他者に意図や欲求、信念などといった〝心の状態〟を帰属すること」として心の理論を定義しました[119]。この論文でプレマックらが追った問いは、「チンパンジーは心の理論を持つか」というものでしたが、この問いから生まれた「心の理論」という概念は、霊長類学の枠を超え、神経科学や認知科学、発達心理学や精神医学、さらには社会脳研究や社会神経科学などの科学の諸領域に、幅広い、とても大きな影響を与えました。社会脳というプロジェクトを提案したブラザースに至っては、この「心の理論」こそ、社会脳の中心的な機能である、と主張しています[22]。

心の理論は、「信念―欲求心理学」という枠組みに基づいて推測を行っている、と考えられています。これは、ヒトの行動が、知識（〜ということを知っている）や、信念（〜だと思っている）、疑い（〜ではないかと疑っている）などの〝認識〟と、欲求（〜したい、〜がほしい）や義務感（〜しなければならない）、希望（〜となってほしい）といった〝意思〟の二つによって理解できる、という枠組みです。例えば、ある週末の午後、あなたの奥さん（あるいは旦那さんや恋人、家族の誰か）がすっと立って戸棚のほうに向かって歩いていく、という行動を見たとします。あなたはそこで、「相手は、〝戸棚にはチョコレートが入っていると思っており（信念）〟〝ちょうど小腹の空く時間だからチョコレートを食べようと思い（欲求）〟〝チョコレートを取りに行った（行動）〟のだろう」という推論をするかもしれません。心を読むための手がかりとしては、戸棚に向かう動きの他に、チョコレートが入っている箱を見る視線、ちょっと嬉しそうな表情や動きなどの情報なども使っているかもしれません。あなたはこれらの手がかりを使い、相手の〝欲求〟や〝信念〟という目に見えない心の状態を推測し、それをもとに奥さんの行動を理解し、さらに「これから相手は戸棚から、チョコレートが入っている箱を取り出すだろう」という、未来の行動を予測することまでできます。これが、「信念—欲求心理学」という枠組みです。

では、心の理論を持っているかどうかをテストするにはどうすればよいでしょうか。相手が言葉を話す大人や子どもなら、相手に聞いてみればよいかもしれません。例えば、先に述べた場面を文章で、あるいは映像で実験参加者に見せて、「この人は何をしようとしていたでしょうか」「この人はここで何を考えていたでしょうか」などの質問をして、適切な答が返ってくるようであれば、実験参加者は自分と同じような心の理論を使っている、と考えてもよいかもしれません。では、言葉を話せない赤ちゃんではどうでしょう。チンパンジーやイヌなど、ヒト以外の動物ならどうでしょう。どのような実験場面をつくり、どのような行動が現れたなら、「心の理論」を使っている、と言えるでしょうか。

プレマックらの論文が掲載された *Behavioural & Brain Sciences* という学術誌は、ユニークな編集方針を取っており、それぞれの論文に対して、数多くの研究者からコメント論文を募集します。その後、オリジナル論文と、それに対する数多くのコメント論文、さらに、それらのコメントに対するオリジナル論文の著者からの返答論文を、まとめて掲載するのです。プレマックらの論文に対しても数多くのコメント論文が寄せられていますが、その中で議論されたことの一つが、「チンパンジーが本当に心の理論を使っているかどうかを、どのようにしたら検証できるのか」というものでした。特に問題となったのは、一見「心の理論」を使っているように見える行動でも、実際は「心の理論」に頼らない方法で実現することが可能であるという点です。例えば、先に述べたような場面をチンパンジーに見せた結果、チンパンジーが登場人物の行動を「予測」し、戸棚に先回りしてチョコレートを奪うなど、それに対応する行動を取ったとしましょう。この行動は、一見すると心の理論を用いたものであるようにも見えますが、実は、心の理論を使わなくても、もう少し単純な「連合記憶」という認知能力で実現することができるのです。例えば、チンパンジーは、「ある人が空腹な時に取る、食べものを取りに行く動き方」と「食べものが取り出されること」が繰り返し一緒に起こる（関連している）ことを学習した結果、登場人物が戸棚にチョコレートを取りに行く動きに対して、実際に食べものが取り出されるのを見たのと同じような反応を見せるようになった、と考えることもできます。このようにして、心の理論を使わなくても相手の行動から結果を「予測」するような行動を取ることが可能であるため、多くの「心の理論」を使っているように見える行動は、チンパンジー（あるいは他の動物）が「心の理論」を使っている、という直接的な証拠にはならないのです。では、どうすれば、言葉の通じない相手が「心の理論」を用いていることを示すことができるでしょうか。

2　誤信念課題

チンパンジー、あるいは言葉によるコミュニケーションが難しい相手が、「心の理論」を持っているかどうかを調べるには、「心の理論」に基づいた行動の予測と、そうでない「連合記憶」による行動予測とが、異なるような場面を設定する必要があります。こういった場面を用いた実験を行い、相手が「連合記憶」に基づいた行動予測を行っている、という仮説を棄却できれば、「心の理論」を用いている、という仮説を支持することができます。こういった場面として、哲学者のダニエル・デネット（Daniel Dennett）が提案したのが、「誤信念」の理解です[39]。

これまでの例を使って、「誤信念」について見ていきましょう。例えば、あなたは奥さんがいない間にチョコレートをこっそり食べてしまい、残りを自分の仕事机の引き出しに入れたままにしてしまっていた、としましょう。この場合でも、先の場合と同じように、あなたは心の理論を使い、相手の行動を「チョコレートを取りに行っているのだろう」と推測することができます。この時の推論は、「相手は自分がチョコレートを食べたのを見ていないから、〝チョコレートが箱の中ではなく、仕事机の引き出しに入っていることを知らないはず（知識）〟で、だから、〝チョコレートがまだそこにあると思っている（信念）〟だろう」となります。この時、あなたは相手が事実とは異なる、誤った信念を持っていることを理解し、その誤った信念（誤信念）をもとに相手の行動を予測していることとなります。さらに、あなたはその予測をもとに、「ごめん、実は……」とこっそりチョコレートを食べてしまったことを謝ったり、あるいは「ねえ、冷蔵庫のケーキ食べない？」などと言って相手の注意をチョコレートからそらせたりして、家庭内での社会的関係をうまく維持することが可能となります。一方、心の理論を用いない場合、頭に浮かぶのは「おなかが空いた動き↓チョコレートの場所」という関係性だけなので、「相手は（いまチョコレートがある）机の引き出しに向かうはずである」という予測を行うはずです。もちろん、この予測は間違いですので、あなたは適切な行動を取ることができず、ちょっと困った状況に陥るかもしれません。

こういった誤信念場面は、心の理論があるという仮説、ないという仮説が異なった結果を予測するため、心の理論の有無を調べる上で理想的な実験場面となり得ます。また、この課題は、「心の理論」という能力の持つ特徴を理解する上で、重要な手かがりを与えてくれるものでもあります。誤信念を理解するためには、現実に起こっている世界と、相手の「心」の中に映し出されている（表象されている）世界とが別のものである、あるいは切り離されていることを理解する必要があります。この理解、他者の行動が現実に起こっていることではなく、相手が知っていることや考えていること、つまり相手の「心」の中にあることによって引き起こされる、という理解こそが、心の理論の根幹であり、心の理論を、相手の行動を理解するための理論として有効なものにしているのです。また、相手が現実の世界に起こっていることと違っていること（もしくは「間違っていること」）を「心」に表象しているということ、自分と相手とが違うことを考えたり、思ったりすることがあるのを理解することは、相手に情報を教えたり、説得したり、議論したりすることなど、社会的なコミュニケーションを行う基盤ともなっています。

さて、デネットにより、「チンパンジーは心の理論を持っているか」という問いを検証するための課題として提案された誤信念理解ですが、最初に実用化されたのは、発達心理学における研究でした。[14][167]

ここでの問いは、「(ヒトの)子どもは、何歳頃に心の理論を獲得するか」といったものでした。発達心理学者によって開発された「サリー・アン課題」(図3―1)は、心の理論の有無をテストする〝リトマス試験紙〟として、いまでも幅広く用いられています。サリー・アン課題では、登場人物の一人(サリー)がおもちゃをある場所(かごの中)に隠した後、サリーが見ていない間にもう一人の登場人物(アン)がおもちゃを別の場所(箱の中)に動かす、という場面を、人形劇や物語の形で子どもに示し、その後、「サリーはどこにおもちゃを探しに行くでしょう?」という質問をします。サリーはおもちゃが動かされたのを知らないため、おもちゃはまだかごの中にあるという〝誤った〟信念(誤信念)を持っています。サリーの誤信念を正しく理解していれば、子どもは「かご」と答え、そうでなければ「箱」と答えます。また同時に、「おもちゃはいまどこにあるでしょう?」という質問をして、現実の場面を理解しているかどうか、また、「おもちゃは最初にどこにあったでしょう?」という質問をして、起こったことを記憶しているかどうかを確認します。もしもそれらの質問に答えられなければ、記憶や場面理解に問題があると考えられますが、これらの質問に答えられるにもかかわらず、サリーの行動予測だけに誤答した場合、その間違いは誤信念を理解していないこと、つまり、心の理論を使えていないことに起因する、と考えられます。他にも、サリー・アン課題のように、ものが「どこに」隠されているかではなく、隠されているものが「何で」あるかに関する誤信念をテストする「スマーティ課題」も、よく使われています。

こういった誤信念課題を使った研究が進むにつれ、これらの課題の通過率はきれいな発達的変化を

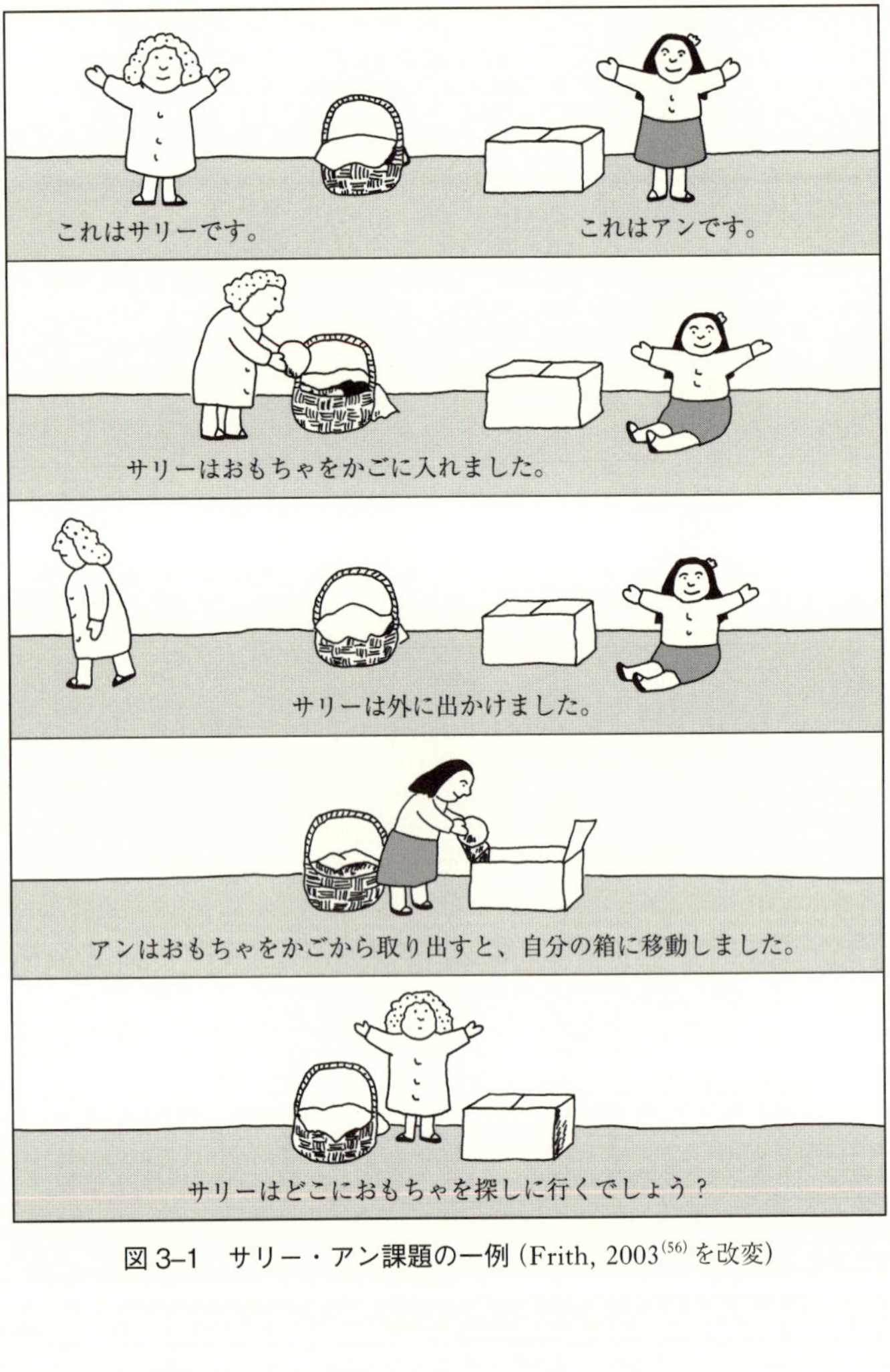
これはサリーです。
これはアンです。
サリーはおもちゃをかごに入れました。
サリーは外に出かけました。
アンはおもちゃをかごから取り出すと、自分の箱に移動しました。
サリーはどこにおもちゃを探しに行くでしょう？

図 3–1　サリー・アン課題の一例（Frith, 2003[56] を改変）

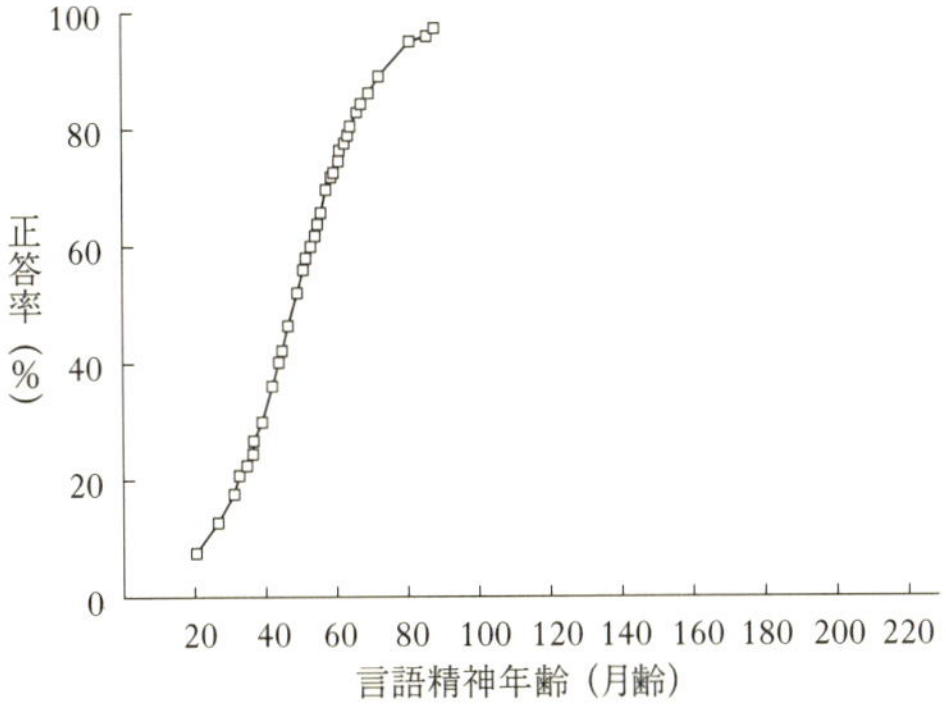

図3–2　言語精神年齢と心の理論課題正答率の相関
（Happé, 1995[69] を改変）

見せることが明らかとなってきました。図3―2からわかる通り、誤信念課題の通過率は年齢とともに上昇し、四歳前後で五〇パーセント、五歳過ぎまでには九〇パーセント以上の子どもが、平均して課題に通過します。このことから、「心の理論は四〜五歳で獲得される」という議論がなされることもあります。

しかし、話はそう単純ではありません。どのような実験もそうですが、誤信念課題にもその限界があるからです。ここまで述べてきたように、誤信念課題は、「チンパンジー（あるいは、子ども）には心の理論が本当にあるのか」という問いに答えるための実験計画として開発されました。そこで、もしある個体が誤信念課題に通過すれば、それはその個体が心の理論を持つ、という強い証拠となります。しかし、その逆命題、「誤信念課題に通過しなければ、その個体は心の理論を持たない」は、必ずしも真ではないのです。

実際、誤信念課題に通過するには、心の理論以外にも、数多くの認知能力が必要であることが知られています。例えば、サリー・アン課題に通過するには、おもちゃの動きと、それぞれの場面をサリーが見たか見なかったかを覚えておく「記憶能力」が必要です。また、「サリーはおもちゃをどこに探しに行くでしょう?」という質問に正しく答えるには、質問の意味を理解する「言語能力」、さらには、実際におもちゃがある場所を答えようとする、という強い反応を抑制して正しい答えを返すための「実行機能(抑制、注意の切り替え)」が必要です。もし四歳以前の子どもが心の理論を持っていたとしても、これらの能力の発達が間に合わないため、誤信念課題に通過できない、という可能性も考えられるのです。つまり、誤信念課題に通過しない子ども(あるいはチンパンジーなど)に心の理論があるかどうかは、「わからない」ということになります。[19] しかしながら、特に発達心理学の分野では、「三歳以下の子どもには、心の理論が存在しない」という議論がなされることが多く、他者の動きや意図、視線の理解などといった、心を読む手がかりを処理する乳児の能力(詳しくは第5章以降で解説します)は、よく「心の理論の前段階」として議論されてきました。

コラム3　チンパンジーは誤信念課題に通過するのか

プレマックらによって最初に呈示された、「チンパンジーは心の理論を持つのか」という問いは、その後三〇年間、数多くの比較認知科学者らによって研究されてきました。その結果、チンパンジーは欲求や意図、知覚(見えている)や知識(知っている)をもとに、他者の行動予測を行うことができることが示されました。例えば、ヘア(Hare, B.)らが行った実験[70]では、順位の高いチンパンジーと低いチンパンジーが向かい合った状態で、順位の低い個体にしか見えない物陰に餌を隠しました。その後、ドアが開いて両方の個体が餌に近づけるようになった時、順位の低い個体は、順位の高い個体が隠されているところを〝見ていた〟餌よりも、〝見ていなかった〟餌を取りに行くことが多い、という結果が示されました。この結果は、順位の低い個体が、順位の高い個体の「見る」という行動から、その個体がどこに餌があるかを知っているかどうかについての推論を行い、それに基づいて、順位の高い個体がその存在を「知らず」、その結果取りに行かないであろう餌を先に取りに行く、という戦略を使っている可能性を示しています。チンパンジーの順位関係ははっきりしており、仮に同じ餌を取り合った場合に、順位の低い個体がその餌を手に入れられる確率はきわめて低いことから、これは合理的な行動であると言えます。また、この実験結果は、チンパンジーが他個体の「知る」という心の状態を用いた行動予測を行っていることを示しています。

しかしながら、ありとあらゆる手段を用いた実験を行っても、チンパンジーが誤信念課題に通過する、という証拠は得られませんでした。つまり、チンパンジーは、他個体が「〜を知っているか知らないか」という理解はできても、「相手が〜と思っている」ということは理解できないのではないか、と考えられています。ここから、「チンパンジーは信念の理解こそできないが、ヒトとほとんど変わらない心の理論を持っている」(25)と結論づけるか、あるいは「誤信念課題以外の課題は、心の理論を用いなくても行動理論だけで解けるので、チンパンジーには心の理論があるとは言えない」(117)と結論づけるか、研究者によって立場は異なっています。ただ、チンパンジーはどのような認知的方略を用いて誤信念課題以外の「心の状態」に関する理解を行っているのか、なぜチンパンジーとヒトとで誤信念課題の処理が異なるのかなど、新しい疑問は次々に生まれており、現在も盛んに研究が進められています。

3　赤ちゃんも心を読む

二〇〇五年、当時イリノイ大学の大学院生であったクリス・オオニシ（Kris Onishi）と、その指導者であったレネ・バイラジョン（Renée Baillargeon）によって、科学雑誌の最高峰の一つである*Science*に掲載された一本の論文[114]は、「三歳以下の子どもは、心の理論を持たない」という定説を大きく揺さぶるものでした。この論文のもとになったデータの存在は、この論文が公開される数年前から知られていましたし、研究者の間では、そのデータがどこかのトップ誌で査読されている、というまことしやかな噂もささやかれていました。しかし、それでも、「一五ヵ月児は誤信念を理解するか」と題されたこの論文が公開された時の衝撃は、かなり大きいものであったように記憶しています。

オオニシらの実験に参加した赤ちゃんは、舞台上で、実験者が二つの箱のうちの一つにおもちゃが隠されるのを見た後、実験者に見えないところでおもちゃがもう一つの箱に移される、という場面を見せられました。その後、半数の赤ちゃんには、実験者がおもちゃが入ったのを見たほうの箱に手を入れるところ、残りの半数の赤ちゃんには、実験者が実際にいまおもちゃが入っているほうの箱に手を入れるところが見せられました。それぞれの条件において、赤ちゃんがその場面をどれだけ長く見ているかが、その場で記録されました。これは、「注視時間法」、中でも「期待背反法」と呼ばれる手法で、「予想していなかった事象をより長く見る」という、赤ちゃんの行動を利用しています。つまり、もし一五ヵ月児が誤信念を理解しているのであれば、実験者はおもちゃが入っていると思っているほうの箱、つまり、おもちゃが入れられるのを最後に見たほうの箱に手を入れる、という期待をするはずであり、そうでない場面を見た場合、注視時間が長くなる、という予測に基づいた実験です。

この実験の結果は、「一五ヵ月児は誤信念を理解している」という仮説を支持するものでした。この実験に参加した赤ちゃんの注視時間を比較すると、実験者がおもちゃが実際にある場所に手を入れるのを見た赤ちゃんは、実験者が「おもちゃがある」と思っているはずの場所、すなわち実験者がおもちゃが隠されるのを見た場所に手を入れるのを見た赤ちゃんよりも、平均してその場面を長く見る、という結果が示されたのです。比喩的な言い方をすると、実験者が誤信念を持っているはずの場面で、実際におもちゃがある場所に対する「正しい」行動を見せられた赤ちゃんは、予測していなかった行動に〝驚いて〟その場面をより長く見た、と言うこともできます。もちろん、実際に赤ちゃんが〝驚いて〟いるかどうかを知るのはまた難しい問題ですので、期待背反法では「予測に反した場面を見ることになります。注視時間が長くなった」とだけ記述するのが、無理な解釈のない行動の記述、ということになります。一方、実験者が誤信念を持たない場面、実験者がおもちゃが移されるのを見ていた、という場面を見せられた場合は、この逆のパターン、すなわち実験者がおもちゃが入っていない箱に手を入れるのを見た赤ちゃんが、実験者がおもちゃが入っている箱に手を入れたのを見た赤ちゃんよりも、より長い時間その場面を見る、という行動を示しています。

先に述べたように、この報告は当時の定説をひっくり返しかねないものであったため、賛成、反対

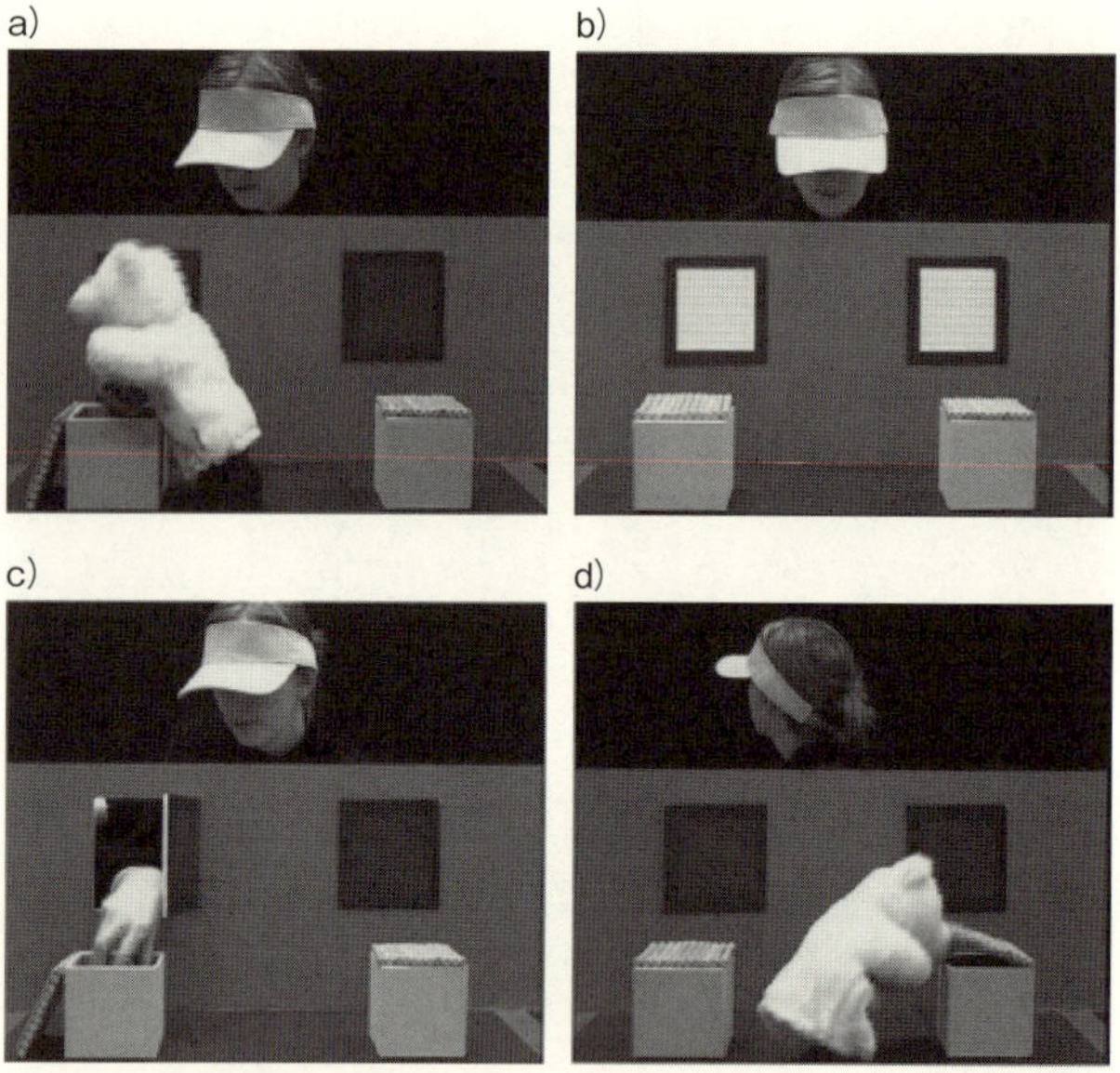

図 3–3　予期的注視を使った実験 (Southgate *et al.*, 2007[153])

乳児は最初に、a) ボールがまず左右どちらかの箱に入れられ、b) 窓が光ると、c) 画面中央の人物が窓を開けてボールを取る、という一連の場面を学習する。その後、d) 画面中脳の人物が見ていない間にボールが持ち去られる、という場面を呈示する。ボールは実際にはどちらの箱にも入っていないが、画面中央の人物は持ち去られていることを知らないため、ボールが右の箱に入っていると思っている。乳児は結果的に右側の窓をよく見る。

の両方の立場からの、とても活発な議論を引き起こしました。まず、私たちの研究グループを含め、複数の研究チームが、本当にこの結果が再現されるかどうか、追試を行いました。その結果、期待背反法を使った研究、予期的注視を使った私たちのグループの研究[153]でも、同じような結果が再現されました（図3―3）。また、より低年齢の七ヵ月児においても、他者の誤信念によって注視行動が影響を受ける、という報告[88]までなされており、心の理論が生後きわめて早いうちから使われている可能性が示されています。さらに、目の動きだけでなく、異なる行動指標を使った研究でも、一歳台の赤ちゃんが誤信念を理解していることを示す、一貫した結果が得られています。例えば、ヴィクトリア・サウスゲート（Victoria Southgate）らの研究では、一七ヵ月児を対象に、二つの箱の上の部分が赤ちゃんの側に向いており、赤ちゃんの側からは箱の中身が見えるが、実験者からは見えない、という場面を使った実験を行っています[150]。この実験では、実験者が二つの箱のうち一つに、赤ちゃんが見たことのないおもちゃを入れた後、実験者が見ていないうちに、他の人がおもちゃを、もう一つの箱に入っている別のおもちゃと入れ替える、という場面を見せます。その後、実験者が、最初におもちゃが入っていたほうの箱を指さし、「これはトマだよ。トマを取ってくれる？」と繰り返し赤ちゃんに語りかけました。その結果、赤ちゃんは、その箱に入っているおもちゃではなく、もう一つの箱に入っているおもちゃを実験者に渡す、という行動を見せました。つまり、赤ちゃんは、実験者が誤信念を持っているため、実験者が指している「トマ」は指されたた箱の中に実際にあるおもちゃではなく、実験者がそこにあると思っている（実際はもう一つの箱に移された）おもちゃのことを指しているということを理解し、そちらのおもちゃを実験者に手渡した、と考えることができます。

さらに、オオニシらの最初の報告、その後の研究報告に対して、理論的な反論もありました。中でも最も大きなものは、ジョセップ・パーナー（Josep Perner）らによって議論された、乳児の反応は必ずしも心の理論が必要なものではなく、「連合記憶」によって実現可能である、というものでした[118]。

これは、乳児がこれまでの経験により、「実験者がおもちゃに向けて顔（あるいは視線）を向ける」という行動と、「そのおもちゃに向かって手を伸ばす」という行動が関連して起こることを学習しており、「実験者がおもちゃに向かって顔や視線を動かす」という行動の次に、「実験者がその位置に向かって手を伸ばす」という行動が続くことを予測していた、という可能性です。この議論は、乳児における誤信念課題の結果のほとんどをうまく説明してしまう主張であるため、大きな問題となっていました。

そこで、私たちの研究グループでは、この行動理論と心の理論とが異なる予測を導くような実験場面をデザインしました。[143] この実験では、黒い布でできた二対の「目隠し」が用いられました。それぞれの「目隠し」は、一見全く同じに見えますが、一方は本当の目隠しで、目にあてると何も見えなくなるものであるのに対し、もう一方は〝見える〟目隠しであり、中のあて布が外されているため、目にあてると向こうが透けて見えるつくりになっていました。この実験に参加した一八ヵ月児は、まず、実験者の一人と、本当の目隠し、または〝見える〟目隠しを使った遊びを五分近く行いました。ここでは、赤ちゃんにおもちゃを示し、赤ちゃんがおもちゃを見た時点で、実験者が素早くおもちゃと赤ちゃんとの間に目隠しを示す、というものでした。この遊びを繰り返すと、本当の目隠しを経験した赤ちゃんには、目隠しがあてられるとそれを手で取り除く行動、〝見える〟目隠しを経験した赤ちゃんには、おそらく目隠しの向こうをよく見るためだと思われますが、目隠しに向かって顔を近づける行動が見られるようになりました。

赤ちゃんが目隠しに十分に慣れたところで、今度はビデオ映像によって、登場人物が、赤ちゃんが経験したのと同じ目隠しを目にあてている間に、おもちゃが箱から取り去られる、という場面を呈示し、その場面を見ている赤ちゃんの目の動きを、アイ・トラッカーによって記録しました。この結果、本当の目隠しを経験した赤ちゃんは、登場人物が目隠しをつける前におもちゃが隠されるのを見た場所を見る、という行動が見られました。これは、登場人物がその方向に向かって手を伸ばすことを予期し、そこに目が行くという、「予期的注視」を見せている、と考えられます。一方、〝見える〟目隠しを経験した赤ちゃんは、そのような予期的注視を見せませんでした。これは、登場人物がおもちゃがなくなっているのを知っていることを、赤ちゃんが理解していることを示しています。これらの結果は、一八ヵ月児が登場人物の誤信念を理解し、それに基づいた行動予測を行っている、という予測を支持するものです。

この実験が決定的なのは、二つのグループの赤ちゃんが、全く同じビデオ映像を見ているにもかかわらず、ビデオ映像を見る前の自分の経験に基づいて、異なる行動予測を行っている、という点です。ビデオから得られる行動の手がかりは同一ですから、「乳児は登場人物の心の状態でなく、目に見える行動だけから次の行動を予測する」という仮説は、この結果を説明できません。さらに、実験に参加した赤ちゃんは、他の人が実験に使われた目隠しをした時の行動を見たことがないことから、目隠しをするという行動と、目隠しをした人がどうふるまうかという行動の関連について、観察のみから学習する機会はありませんでした。つまり、自分の視覚的経験だけから、他の人も「目隠しをしたらものが見えなくなる（あるいは見える）」ことを学習するためには、目隠しが「見る」という心の状態と関連していることを理解している必要があります。すなわち、この実験は、一八ヵ月児が、少なくとも「見える（あるいは見えない）」という心の状態が存在すること、それが誤信念課題で見られる行動に影響を与えることを理解していることを示しています。これは、二歳以前の乳幼児に心の理論があることを示した、最も強い証拠の一つであると言うこともできます。

4　心の理論を支える脳機能

心の理論を用いて他者の行動を理解・予測するためには、複雑な情報処理が必要となります。これまでの、主に成人を対象とした脳機能画像研究から、心の理論は脳内の様々な場所がかかわるネットワークにより処理されていることがわかってきています。例えば、サラ・キャリントン（Sarah J. Carrington）とアンソニー・ベイリー（Anthony J. Bailey）による過去の研究の分析[27]では、心の理論課題を行った研究のほとんどで、前頭葉内側部の活動が見られることがわかっています。さらに、過去の研究の半数近くでは、帯状回前部や上側頭溝、さらに、側頭頭頂接合部とも呼ばれる、側頭葉と頭頂葉の間の部分でも活動が見られることが報告されており、キャリントンらは、前頭葉内側部にこれら三領野を加えた四ヵ所を、心の理論の処理にかかわる中核的な構造である、と議論しています。これらの中核的な脳部位、さらに、課題によって活動が見られたり見られなかったりするような周辺的な脳部位のそれぞれが、心の理論の処理を行う際にどのような機能を担っているかについては、いまだわかっていないことも多く、今後の研究が必要です。

また、これらの脳部位における心の理論の処理がどのように発達するのかについても、ほとんど研究はなされておらず、多くはわかっていません。例えば、NIRSを用いた研究により、前頭葉内側部の周辺、前頭前野における、他者からのコミュニケーション行動（アイ・コンタクトや呼びかけなど）に対する反応は、生後数ヵ月のうちに見られることも報告されていますが[63]、これらが心の理論に関連したものなのか、もっと一般的な処理に関連したものなのかについては、まだわかっていません。特に、三歳以前の乳幼児に誤信念理解の能力があることが示されたのはここ五〜六年のことなので、こういった認知機能に関連する脳機能の初期発達については、ほとんど研究が進んでいないのが現状です。

さらに、誤信念課題に容易に通過する子どもにおいても、成人とは異なる脳活動が見られることが報告されています。例えば、側頭頭頂接合部を例に取ると、六歳前後の子どもでは心の理論に特異的でなく、他者の年齢など、身体的な情報を処理する際にも活動が見られるのですが、一〇歳前後では他者の心の状態を考える場合にのみ活動が見られるようになることが報告されています。さらに、成人になると、この部分は特に誤信念の理解を行う際に強い活動を示すことも報告されています[130]。これらの研究からも、心の理論にかかわる脳機能の発達は、生後何年間にもわたって続いている、という可能性が示されています。

現在、発達心理学、発達認知神経科学においては、「心の理論」に基づいた他者理解や行動予測を行うのに必要な認知能力、すなわち社会脳の構成要素と言ってもよいような様々な能力がそれぞれどのように発達するのか、それが脳機能の発達とどのように関連しているのかについて、研究が進められています。次章以降では、こういった、他者理解や他者とのかかわりに重要な役割を果たしている認知機能の発達と、その脳神経基盤について、議論していきたいと思います。

第4章　他者の動きを理解する

1　相手が何をしているのかを理解する

社会的な場面で、相手が何をしているかを理解することは、その場で相手の動きを予測し、対応するためにも、また、道具の使い方や社会でのマナーなどを学ぶためにも、不可欠な能力です。しかしながら、目に見える動きだけから、相手が何をしているのかを検出するのは、実はとても困難です。例えば、目の前のヒトが右手を額に向けて動かしたとしましょう。この動きは、目にかかった髪をかき上げるためのものかもしれませんし、頭痛がして額を押さえているのかもしれません。または、あなたに向かって挨拶をしているのかもしれません。一方、ヒトの脳は、この動きを「右手が右目の三センチメートル上まで動いた」のような物理的な運動としてとらえるのではなく、「髪をかき上げている」「挨拶をしている」など、意味のある行動、あるいは「行為」として理解します。発達認知科学者のゲルゲイ・チブラ（Gergely Csibra）とジェルジ・ゲルゲイ（György Gergely）が、「ヒトは行動の目的を探すことにこだわる動物である」と言ったように[33]、ヒトは他者の動きを、その目的や意味から理解する、という働きを持っているようです。

しかしながら、ヒトの動きからその意味を理解することはそう簡単ではありません。先ほどの例からもわかるように、同じような動きでも、文脈によって様々な意味、機能を持つこともありますし、逆に、同じ「挨拶をする」という役割を果たす行動の中にも、手を挙げる、会釈をする、声をかける、携帯でメールを送るなど、物理的には全く異なる動きが含まれることもあるからです。では、ヒトの脳は、どのようにして、他者の行動の意味、あるいは目的を理解しているのでしょうか。

他者の行動を理解するためのメカニズムとしておそらく最も単純なものは、第3章でも心の理論と対比する形で紹介した、連合記憶によるものでしょう。つまり、ある動きと、その後に起こる結果とを繰り返し観察することにより、その動きと結果との関連を学習する、というメカニズムです。しかしながら、このメカニズムにはいくつか大きな問題があることも知られています。まず、他人が行う一連の動きを見た時、そのどれが意味のある動きで、どれが意味のないものであるかを、単純な観察だけから識別するのは、実は困難なのです。例えば、「野球のピッチャーがボールを投げる」という一連の行動を観察した時、「首をかしげる」「肩を回す」「足踏みをする」「腕を上げる」「腕を振り下ろす」という動きが常に見られたとします。これらの動きのうち、どの動きがボールを投げる役割に関連しており、どれが意味のない動きであるかを識別するのは、単純な連合学習だけでは困難です。さらに、同じ行動を観察した時、「ボールが前に動く」「砂煙が舞う」「ピッチャーが汗をかく」「一定時間遅れてバッターが動く」という結果が常に観察されたとしましょう。このうちのどれがピッチャーの動きの目的であり、どれが関連して起こるだけの意味のないものであるかを識別するのも、連合学習だけでは困難です。

このような、観察された動きから行動の意味、目的をどのように理解するかという問題を、脳がどのように解決しているかについて、連合記憶によるものを含め、これまでにいくつかの理論が提案されています。第3章で紹介した「心の理論」も、相手の動きを「心」という目に見えないものの働きとして理解し、心がどう働くかという理論に基づいて、他者の行動を理解したり予測したりするものであり、他者の行動を理解するためのメカニズムの一つです。さらに、本章では、「目的論」「シミュレーション」という、発達認知神経科学研究に関連の深い二つの説を紹介し、それらに関連した脳機能について議論します。その後、他人の行動をまねる能力、模倣を例に取りながら、他者の行動を理解する能力と社会的認知の発達との関連について考えていきたいと思います。

2　目的論

チブラとゲルゲイは、ヒト、特に乳児が他者の行動を理解するメカニズムとして、「目的論に基づいた推論」という説を主張しました[34]。これは、ヒトは他者の行動を「目的論」という理論を使って理解・予測する、という説です。目的論は、「目的―状況―行動」という三者の関係に関するものであり、「個体の行動は、状況の制約の中で目的を達成する、最も合理的な、効率のよい動きとして生成される」

という理論です。ヒトを初めとした動物は、最小のエネルギー消費で目的を達成できるよう、ほとんどの場合において合理的な動きをしますので、この「合理性の原理」は、大体の場合において正しいものである、と言えます。

この目的論により、関連する三つの項のうち二つがわかれば、そこから三つめの項を理解し、予測することが可能となります。例えば、あなたの友人が、テーブルの向こう側に携帯電話を落としてしまった場合を考えてみましょう。あなたは、「友人は携帯電話を拾うだろう〈目的〉」、また、「友人と携帯電話との間には大きなテーブルがある〈状況〉」という二つを認識することにより、「友人は、テーブルを迂回して、反対側に落ちている携帯電話のほうに動く〈行動〉」を予測することができます。また、この時、友人はテーブルから離れて一度隣の部屋に出たり、あるいはテーブルを無理に乗り越えたり下をくぐったりするのではなく、一番合理的な経路、テーブルの縁を回り込むように向こう側に動くだろう、という予測を立てることも可能です。さらに、ちょうどその場に入ってきたお客さんは、友人が立ち上がり、テーブルの縁を回り込むように向こう側に動くという〈行動〉と、テーブルと友人、落ちている携帯電話との位置関係という〈状況〉を認識することにより、友人はきっと携帯電話を拾おうとしているのだろう、と〈目的〉を推測することができます。また、そのお客さんに、携帯電話を取りに行く友人の動きと携帯電話の位置は見えていても、ついたての陰になってテーブルが見えなかったとしましょう。この時、そのお客さんは、携帯電話を取りに行くのだろうという〈目的〉と、まっすぐ携帯電話に向かわず、少し迂回して動くという友人の動き方から、きっと友人と携帯電話との間に何かの障害物があるのだろう、と〈状況〉に関して推測することもできます。目的論の構造は、心の理論のものとよく似ています。目的論が「目的―状況―行動」という三つの関係をもとにしているのに対し、心の理論は「欲求―信念―意図」の関係を用いた推論を行います。しかしながら、両者の最も大きな違いは、心の理論が用いるそれぞれの項は直接観察できない心の状態、「内部状態」であるのに対し、目的論は直接観察できる状態のみから推論を行うことが可能であるという点です。現実世界の状態と他者の内部状態（あるいは心の状態）とを別々に表象し、それらの関係を切り離して別々に捕捉するためには高度な計算能力を必要としますので、そういった内部状態の表象を必要としない目的論は、心の理論よりもある意味容易に実現することが可能です。つまり、特に発達初期の乳児において、目的論を使った行動理解・予測は、比較的簡単な計算で実現可能な、比較的使いやすいものである、と言うこともできます。しかし一方、誤信念場面のような、現実場面と必ずしも対応しない心の状態に基づいた行動を目的論によって理解することは不可能であるため、目的論が使える場面は、比較的単純な行動の理解に限られてしまう、という側面もあります。とはいえ、連合記憶に基づいた行動予測とは異なり、今まで見たことのない新しい動きを観察した際にも、目的論に基づいた推論を行うことにより、行動の目的を理解することが可能です。

生後一年未満の乳児が、こうした目的論を使った行動予測を行っているという研究は、数多くなされています。例えば、チブラらの研究[35]では、ある物体（動作主）が壁を迂回して反対側にある物体（標的）に向かって動く、という場面を九ヵ月児のグループ（実験群）に繰り返し見せます（図４―１ａ）。

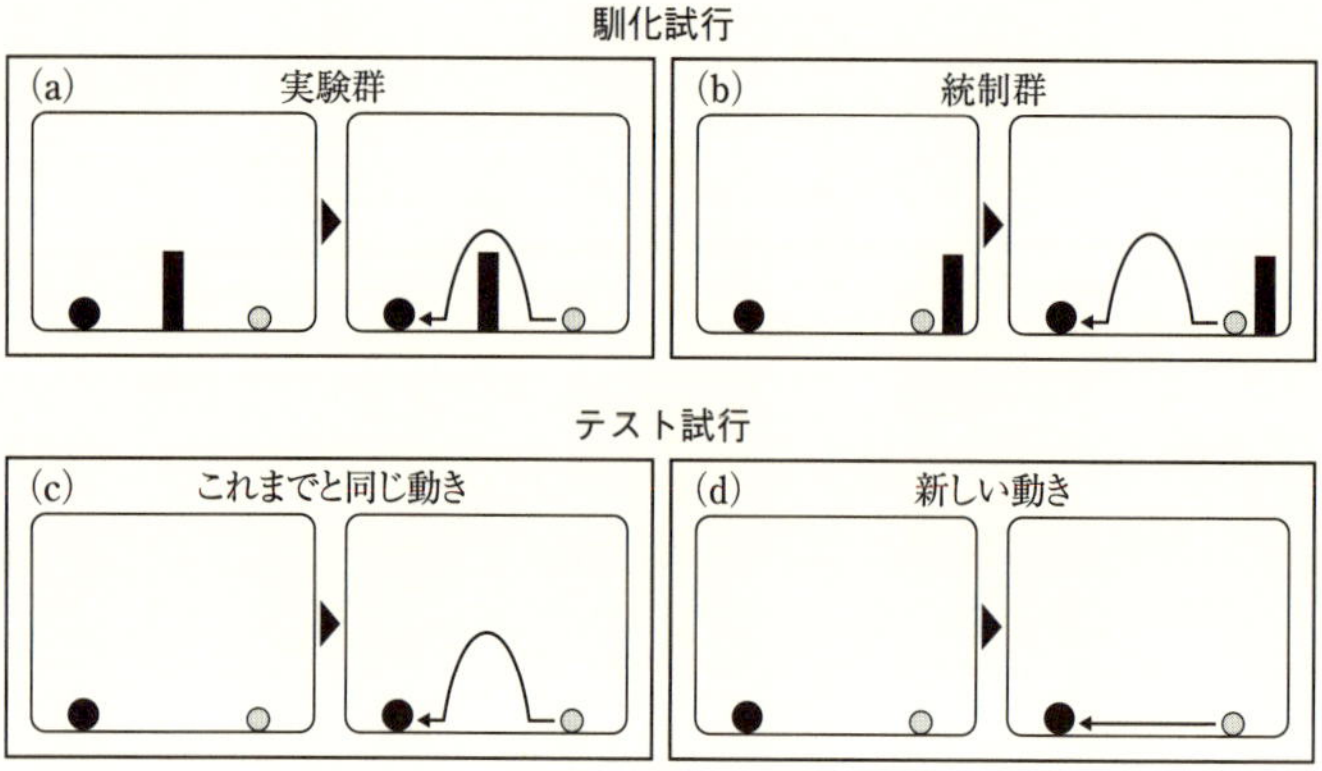

図4–1　乳児の目的論による行動予測の実験（Csibra *et al.*, 1999[35] を改変）

また、別の九ヵ月児のグループ（統制群）には、間に壁がない状態で、動作主が同じ動きをする場面を繰り返し見せます（図4―1b）。乳児がこの場面に十分に慣れたら、次に、動作主と標的との間の壁がない場面に画面を切り替えます。この時、乳児には、動作主がこれまでと同じ迂回する軌道を通って標的に向かう動き（図4―1c）、または、動作主が標的にまっすぐ向かう動き（図4―1d）、のどちらかを見せます。この結果、実験群ではcの場面をdの場面よりも長く見続けるが、統制群ではそのような傾向は見られない、という結果が得られています。これは、最初の繰り返し場面（馴化試行）で、実験群の乳児が動作主の動きの軌道（迂回する動き）ではなく、動きの目的（標的に向かうこと）を学習し、障害物がなくなった新しい場面では、動作主がこの目的を果たすために最も合理的な動き方（標的にまっすぐ向かう）をする、と予測していたためである、と考えられます。障害物がないにもかかわらずまっすぐ標的に向かわないcの動きは、「合理性の原理」に反するため、期待に反する新しい動きであるとされ、乳児の注意を引いた、と考えられるのです。また、学習場面におけるボールの動きや刺激の提示方法などを工夫することにより、こういった目的論に基づいた行動理解は、生後六〜七ヵ月前後までには見られるようになることが確認されています。

こういった「目的」の理解に脳のどの部位がかかわっているのかについて、主に成人の脳機能計測研究から、知見が得られています。例えば、アントニア・ハミルトン (Antonia F. de C. Hamilton) らの一連の研究(68)により、行動の目的の処理には、脳の下頭頂回がかかわっていることが示されています。ハミルトンらの研究では、脳が同じ処理を繰り返すと、その処理にかかわる脳部位が刺激に慣れて、次第に活動が弱まるという現象、反復抑制を用いています。例えば、ある研究では、場面にいくつか置かれているもののうちのどれか一つに手を伸ばす、という映像を二度繰り返して呈示し、その際の脳活動をｆＭＲＩで記録しています。ここで、一つめと二つめの映像では対象物の位置が入れ替わっているため、同じ対象物に手を伸ばすには、空間上の違う場所に、違う手の動かし方をして手を伸ばすこととなり、同じ場所に同じ動きで手を伸ばした場合、対象物が前と異なることになります。こういった実験デザインにより、手の動き方や経路の処理に関連した脳の活動と、行動の目的の処理に関連した脳の活動とを識別することが可能になります。

この結果、違う手の動きで同じ対象物に手を伸ばす場面が繰り返された時には、下頭頂回での反復抑制が見られるが、同じ手の動きで違う対象物に手を伸ばす場面が繰り返された時には、下頭頂回での反復抑制は見られないことが確認されました。これは、下頭頂回が手の動かし方ではなく、手を伸ばす対象、行動の目的を選択的に処理していることを示しています。また、同じような研究により、下頭頂回は動作主が誰（あるいは何）であるかにかかわらず、行動の目的のみを選択的に処理していることが示されています。さらに、ＴＭＳによって下頭頂回周辺に刺激を与えると、対象物に向かって手を伸ばす行動自体が阻害されることから[160]、この部位は他者の行動の目的だけでなく、自分の行動の目的も処理していることが示されています。ただ、この部位の機能がどのように発達するのか、それが乳児期の目的論による行動理解とどのように関連しているのかについてはほとんどわかっていないため、今後の検討が必要です。

3　シミュレーション説

他者の行動を理解するためのメカニズムに関するもう一つの有力な理論は、シミュレーションによるものです。これは、他者の行動を見た際、それが「あたかも自分の行動であるかのように」脳内で処理される、という説です[101]。例えば、相手の手の動きを見た場合、シミュレーションにより、それが「自分の手の動きのようなもの」として脳内で処理され、自分がそのような動きをするのは何が目的の時かというような知識や、過去に同じような動きをした時の経験をもとに、観察している他者の手の動きの目的を理解する、という仕組みです。こういったシミュレーションを用いることができれば、目的論や心の理論のような推論の枠組みを持たなくても、自分の過去の行動から得られた知識や経験だけをもとにして、他者の行動の目的を理解することが可能です。

シミュレーション説を支持する知見の一つとして、乳児は、自分にもできる動きを観察した時、自分にはできない動きを観察した時よりも行動の目的の理解がよい、という報告があります。例えば、アマンダ・ウッドワード（Amanda L. Woodward）らの研究により、ものをつかんで操作することができる乳児は、そうでない乳児よりも、他者がものに向かって手を伸ばす行動を見た時、その行動の目的を、よりうまく理解できることが示されています(148)。さらに、自分ではうまくものをつかむことができない乳児に、マジックテープでできた手袋をはめて、手袋にものをくっつけて操作することができる、という経験をさせると、自分でものをつかんで操作することができる乳児と同じように、他者の、ものに向かって手を伸ばす行動から、うまくその目的を理解することができるようになる、という研究結果も報告されています(149)。これらの研究は、他者の行動を理解する際に、自分が同じような行動を行った時の知識、経験を使っている可能性を示していますので、シミュレーション説の主張と一致します。

ただし、シミュレーション説には一つ大きな問題があります。他者の動きを自分の動きと同じものとして理解すること、つまり他者の動きと自分の動きとのマッチングを行うのは、かなり困難なのです。例えば、他者の動きと自分の動きは、動きを見る視点が違うため、同じ動きでも見た目が大きく異なります。さらに、例えば顔の動きなど、自分自身で見ることのできない動きに関しては、それが他者の動きと同じかどうかを、観察して学習することは不可能です。しかし、近年の研究により、成人に限らず、生後一年未満の乳児までもが、こういった自分の動きと他者の動きのマッチングを行っているという知見が、次々と報告されています。例えば、前頭葉の下前頭回では、手の動きや顔の動きなどの様々な動きに対し、自分自身でその動きを行った場合と、他者が同じ動きをするのを観察した場合とで、同じような活動を示す部分が見られます。[127] また、前述のように、頭頂葉の下頭頂回でも、自分が動く時の目的と、他者の動きからの目的の理解との両者で同じような活動を見せる部位があります。さらに、乳児を対象とした研究でも、自分がものに向かって手を伸ばした場合と、他人がものに手を伸ばすのを見た時との両方で、同じような運動野の活動が見られることが、脳波研究により示されています。[152] これらの研究は、脳のいくつかの部分で、自分の動きの処理と他者の動きの処理との間に重なりがあることを示しており、こういった共有された処理が、シミュレーションを行う神経基盤になっているのではないか、とも考えられています。

研究者によっては、これらの脳部位が自分の動きと他者の動きとを鏡のように直接マッピングしていると主張して、これらの脳部位の神経群をミラーニューロンと呼ぶこともあります。[127] しかしながら、ミラーニューロン説には批判も多くあります。最も大きなものは、これらの脳部位が実際には何をマッチングしているかがわからない、というものです。例えば、下頭頂回の〝ミラーニューロン〟は、ヒトの手の動きだけでなく、幾何学的な図形が対象物に向かって動くのを見た時にも活動します。[125] これは、この部分の処理がヒトの動きに限らず、目的に向かう動き一般を処理していることを示しています。また、ロジャー・ニューマン＝ノーランド（Roger D. Newman-Norlund）らの研究では、下前頭回や下頭頂回の〝ミラーニューロン〟領域は、相手と自分が同じ動きをする場合よりも、相手と自分が補い合うような違う動きをする（例えば、相手が握ったら自分はつまむ、相手がつまんだら自分は握る）場合に、より大きな活動を見せることも示されています[108]。これらの脳領域が、ミラーニューロン説が論じるように自己と他者の行動を直接マッチングしているのか、それともマッチングがもう少し別のレベルで行われているのかについては、今後さらなる研究が必要だと思われます。

最後に、目的論とシミュレーション説とは、どちらかが正しければもう一方が間違っている、というものではありません。他者の行動理解と一口に言っても、その文脈や目的により、どれだけ正確に行う必要があるのか、どれだけ素早く行う必要があるのかなど、行動理解のメカニズムへの要請は異なってきます。また、乳児研究の成果からも、他者の行動の理解には目的論、シミュレーションの両者が用いられていることが明らかとなってきています。これらの研究からは、乳児（そしておそらく成人も）は目的論とシミュレーション、さらには連合記憶や心の理論など、複数の行動理解に関する処理を、文脈によって使い分けているのだと考えられます。次の節では、「模倣」と呼ばれる行動の多様性を例に取ることにより、行動理解の発達について議論します。

4　模倣と行動理解

人まねをすること、模倣行動は、社会行動の中でも最も重要な働きの一つです。例えば、大人のまねをすることにより、子どもは道具の使用法や食べものの扱い、危険なものへの対応などを、自力で試行錯誤で学ぶよりも、効率よく学ぶことができます。ヒトの文化的な行動は、ある意味、他者のまねをすることにより、ヒトからヒトに伝えられてきたものである、ということもできます。前にも述べたように、連合記憶のみに頼るやり方だと、他者の初めて見る行動を、素早くまねて学習することはできません。一方、目的論を用いることができれば、相手の行動とその文脈から行動の目的を推論し、同じ目的を達成するような自分の行動を生み出すことが可能です。また、シミュレーションを用いることができるならば、相手の動きを、あたかも自分の動きのように処理することにより、その行動にかかわる一連の運動を体験し、学習することが可能です。

　目的論は、特にものの操作や道具使用など、手段よりも目的が重要な行動の学習に適しています。例えば、ゲルゲイらは、生後一四ヵ月の乳児が、他者の行動をまねる際に目的論を使っていることを、一連の実験により示しています[58]。この実験は、まず、モデルの大人が、頭を使って目の前のボタンを押す、という動きを繰り返し見せ、その後、乳児に同じボタンを渡して、どのような行動を取るかを見る、というデザインになっています（図4―2）。条件aでは、大人の手は、腕から下が服にくるまれ、動かせない状態になっていました。条件bでは、大人の手は自由に動かせる状態でした。この結果、aを見た乳児はボタンを手で押すことが多く、bを見た乳児はボタンを頭で押すことが多い、という結果が得られています。手が動かせない大人にとって、頭でボタンを押すというのは「ボタンを押す」という目的を達成するために最も合理的な行動であるため、aを見た乳児は、「ボタンを押す」

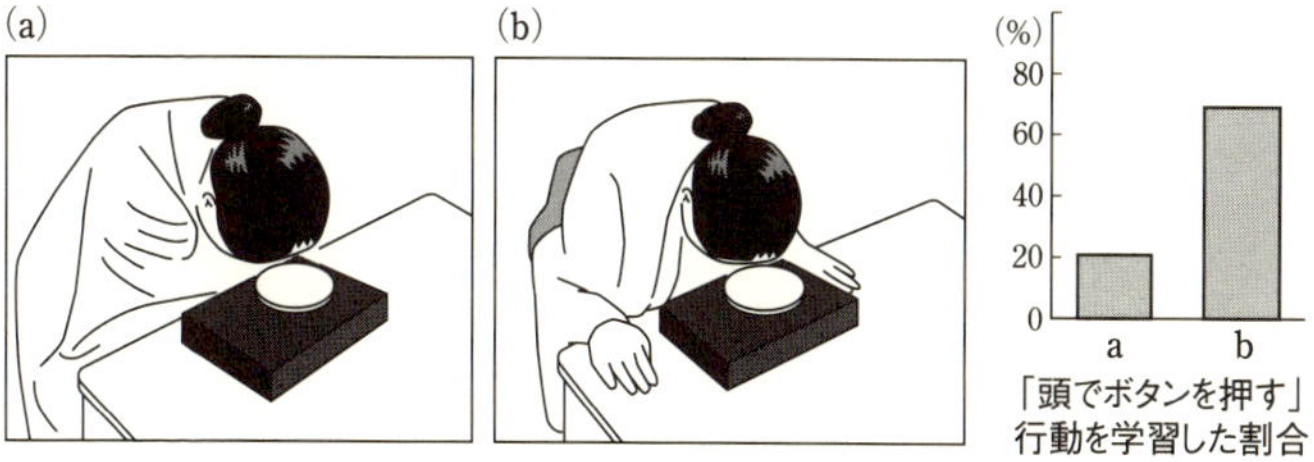

図 4–2　乳児の目的論による行動の学習（Gergely *et al*., 2002[58] を改変）

という目的を理解し、自分がボタンを扱う番になった時には、その目的を達成するために最も合理的な、手でボタンを押すという行動を再現した、と考えられます。一方、手が自由にもかかわらず頭でボタンを押す大人の行動は、「ボタンを押す」という目的を達成するためには合理的ではありません。そこでbを見た乳児は、「頭でボタンを押す」こと自体が目的であるという学習を行い、その結果、自分もボタンを頭で押すようになった、と考えられます。

一方、シミュレーション説は、目的が一目ではわからないような行動の模倣、また、どのようにその目的を達成するかという「手段」まで含めた模倣を行うのに適している、ということもできます。理論的な見地からも、先に挙げたようなミラーニューロンの機能は、観察した行動を、それに対応する自身の運動プログラムとして再現し、それをもとに模倣を行うことであるのではないか、と議論されています。

さらに、相手の行動によって自分の行動が引き起こされる、という現象には、新しい行動や道具使用などを学ぶという機能以外にも、相手とのコミュニケーションを成立させたり、集団の動きを一つにしたりという、複数の機能があるとも考えられます。このような機能を果たす行動は、「社会的促進」や「行動の伝播」と呼ばれることもあります。また、これらの行動は、自分がすでに学習済みの行動を再現するだけで、新しい行動を獲得する必要がないため、目的論やシミュレーションを使わなくても、より単純なメカニズムで実現することも可能です。例えば、赤ちゃんに見られる「泣きの伝播」（周りの赤ちゃんが泣いていると、つられて泣き出す）は、「泣き声が聞こえたら泣く」という単純なメカニズムで実現することが可能です。

このように、他者の行動を理解し、その行動を学んだり、それに合わせて自分の行動を調整したりする、という社会的な行動は、ミラーニューロンのような単一のメカニズムで処理されているわけではなく、様々なメカニズムが、文脈に応じて適応的に使われることにより、実現されているのではないか、と考えられます。これらのメカニズムがどのように発達するのかについては、本章でも紹介したように研究が進められていますが、未だわかっていないことも多く、今後さらなる研究が必要です。

コラム4　あくびの伝播

他人のあくびがうつる経験は、読者の方々にもあるかもしれません。他人のあくびを見るだけでなく、あくびの音を聞いたり、あくびについて書かれているものを読んだり、あくびについて想像するだけでも、あくびが誘発されることが知られています[122]。また、あくびの伝染はヒトに限らず、チンパンジーやゲラダヒヒのような他の霊長類、さらにはイヌ（図）にも見られます[133]。あくびの伝播は、本章の最後に述べた行動の伝播の一例です。

あくびの伝播は、共感性や社会コミュニケーションと深く結びついている可能性が示されています。例えば、脳機能イメージング研究から、あくびを見たり聞いたりすることで帯状回後部や側頭葉上側頭溝、前頭葉腹内側部など、社会的な情報処理にかかわる脳部位が賦活することが報告されています[106]。さらに、社会コミュニケーション障害を持つ自閉症スペクトラム障害や統合失調症の患者では、あくびの伝播が起こりにくいこともわかってきています（第9章参照）。

あくびがコミュニケーションとしての機能を持っている、という視点からの研究は、今後さらに発展していくでしょう。例えば、あくびの伝播がどのような生理学的メカニズムによって起こるのか、社会的な相互作用の中でどのようなシグナルとなっているのか、また、進化的にどれくらい古い現象であるのかなど、まだわかっていないことは数多くあります。また、例えば、人前であくびをするのが多くの文化で不適切だとされているように、社会におけるあくびの扱われ方についても、こういった機能面からの再検討が必要だと考えられます。

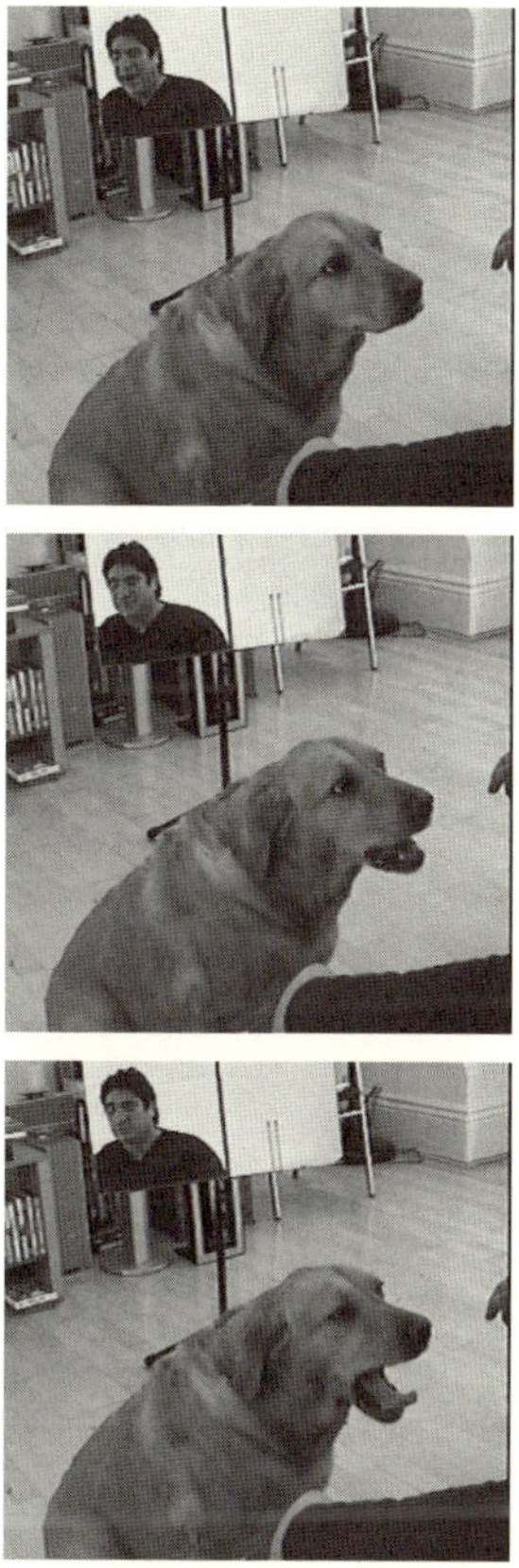

図　イヌへのあくびの伝播（Joly-Mascheroni *et al*., 2008[79]）
イヌと向かい合っている実験者の顔が、中央上の鏡に映っている。ヒトがあくびをすると（上）、それにつられてイヌがあくびをする（中・下）。

第5章　視線を理解するI——目を見る・目が合う

1　伝える目

他のヒトの心を理解する上でも、他のヒトとコミュニケーションを取る上でも、「顔」は重要な役割を果たしています。中でも、特にヒトの目は、相手の心を知る上での重要な手がかりになります。なぜ「目は心の窓」と呼ばれるのかについては、いくつかの理由がありますが、一つの大きなものとして、ヒトの五感の中で、視覚が特に大きな役割を果たしていることが挙げられます。ヒトは、コウモリのような聴覚もイヌのような嗅覚も持ち合わせていないため、外の世界についての情報の多くを、明るい光のもとで視覚によって得ています。つまり、相手が何を見ているかを理解することによって、相手が何を知っているのか、何を考えているのか、さらに、相手がこれから何をしようとしているのかなど、相手の心の状態について、かなり正確に理解することが可能です。

また、ヒトの目は、形態学的にも不思議な特徴を持っています[85]。霊長類は一般に、強膜（白目の部分）に濃い色がついています（図5—1）。この結果、強膜と虹彩（黒目の部分）とのコントラストが弱

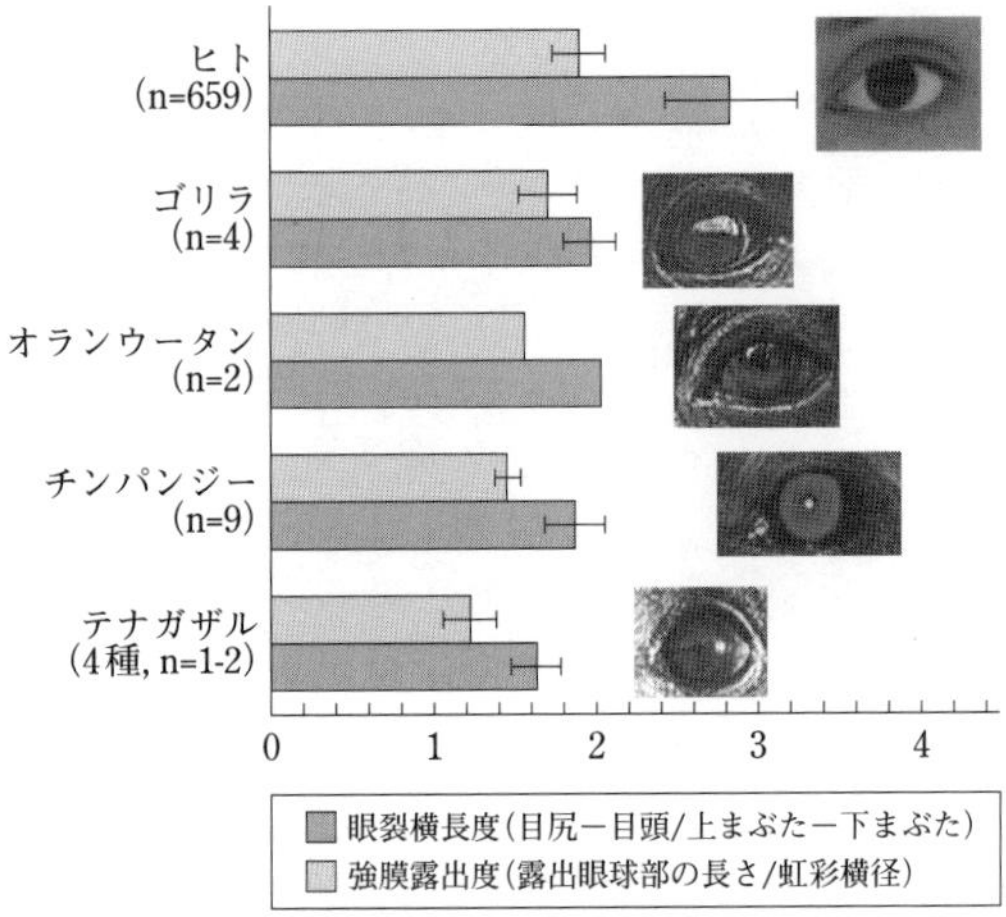

図 5–1　霊長類（類人猿）の目の形態比較
(Kobayashi & Koshima, 2001[86] より抜粋)

くなり、目がどの方向を向いているのかを見分けるのが難しくなっています。ところが、「白目」という言葉からもわかるように、ヒトの強膜には色がついていません。この結果、ヒトの目は、どこを見ているかが相手にとてもわかりやすい構造になっているのです。小林洋美らは、こういったヒトの目の特徴が、他の個体にどこを見ているのかを伝えるという機能への適応として進化してきたのではないか、という説を提案しています[86]。ヒトの目は、相手に自分の意図や注意を伝えるためのシグナルとして機能している、という議論です。一方、他の霊長類では、相手に自分の意図や注意の方向を知られるのは、利害が対立する場面では不利になるため、視線を隠すという機能を持って、強膜への着色が進化してきたのではないか、とも議論しています。

コラム５　ヒトの目の形態はどのように進化したか

強膜の脱色以外にも、ヒトの目には、①強膜の露出が大きい、②眼裂（まぶたの内側の部分）が横長である、という二つの特徴があります[85]。これらの特徴は、それぞれ体の大型化と生活環境への適応として進化してきたのではないか、と考えられています。

小林らによって行われた比較研究[86]の結果、強膜の露出の大きさは移動時の体高と相関があることが示されました。また、強膜の露出が大きい種ほど、頭ではなく目を動かしてあたりを見回す傾向が強いことも示されています。これらの結果から、体が大きな種では、頭全体を動かしてあたりを見回すことによるエネルギーの消費が大きいため、目だけを動かして広い範囲を見ることができる方向に進化が起こり、強膜の露出が大きくなったのではないか、と考えられます。

また、樹上性の霊長類は丸い目をしているのに対し、地上性の霊長類は横長の目をしていること、また、眼裂が横長な種ほど縦方向ではなく、横方向に視線を動かす頻度が大きいことが示されています。ここから、ヒトのような地上性の種では、水平方向を広く見回す必要があるため、眼裂が横長になる方向に進化が起こったのではないか、と考えられます。

「目は口ほどにものを言う」「目は心の窓」などとも言われるように、視線が人と人とのかかわりにおいて重要な役割を果たしていることは、古くからよく知られていることだということもできます。また、近年の研究の進展によって、ヒトの脳が他者の視線をどのように処理するのか、また、視線の処理にかかわる脳機能がどのように発達するのかについても、少しずつわかってきています。こういった進化的な重要性、脳機能に関する理解の深まり、さらには、実験心理学の手法で刺激の物理的な情報を統制することが比較的容易であることから、私は、視線処理の脳内機序とその発達を、社会脳研究の「窓」として考えており、主要な研究テーマの一つとしてきました。本章と次章では、これらのトピックにおける研究と、その成果を紹介していきたいと思います。

2　目を見る

視線を処理するためには、まず相手の目を見る必要があります。当たり前のことのように聞こえるかもしれませんが、たくさんのものに囲まれた環境の中で、ヒトの目を検出し、そこに自分の視線を向けるためには、それに応じた視覚処理と眼球運動のメカニズムを備えている必要があります。

ヒトの顔、特に目に注意を向ける行動は、生まれてすぐの赤ちゃん、新生児においてすでに見られます。例えば、マーク・ジョンソン (Mark H. Johnson) らの研究では、しゃもじのような形をした道具に、一つはヒトの顔のような配列 (上側に二つの点、下側に一つの点が、二等辺三角形をなすような配置)、もう一つにはそれを上下逆転させた配列を描き、生後数日の新生児に見せました (図5―2左)。新生児は特に、視野の中心よりも周辺の視力が発達しているため、それぞれのしゃもじを乳児の視野の右端と左端に示し、それらを逆方向に、遠ざけるように動かして見せました[77]。その結果、乳児は、顔のような配列を、もう一つの配列よりも目で追うことが多いことが示されました。この結果は、新生児が顔図形とそれを上下逆転した図形を識別し、前者を後者よりも好んで見る、ということを示しています。

さらに、テレサ・ファローニ（Teresa Farroni）らは、こういった顔図形への選好的な振り向きが、白黒を反転させた図形を見せた時には起こらないことを示しました[51]（図5―2中）。さらに、この白黒反転させた図形の、白く抜かれた三つの点の中心に、さらに黒い点を書き加えることにより、顔図形への選好が復活することも示しました（図5―2右）。これらの結果から、新生児においてすでに見られる顔への選好が、単なる要素の配置（三つの点の並び）によって引き起こされる反応ではなく、明るい背景の上に描かれた暗い点という、ヒトの「目」の特徴に対して、選択的に反応するようなメカニズムによって引き起こされている、ということが示されたのです。これらの研究は、ヒトの目を見つけ、そこに自分の視線を向ける、という行動が、生まれつきか、少なくとも生後数時間から数日のうちに現れるものである可能性を示しています。

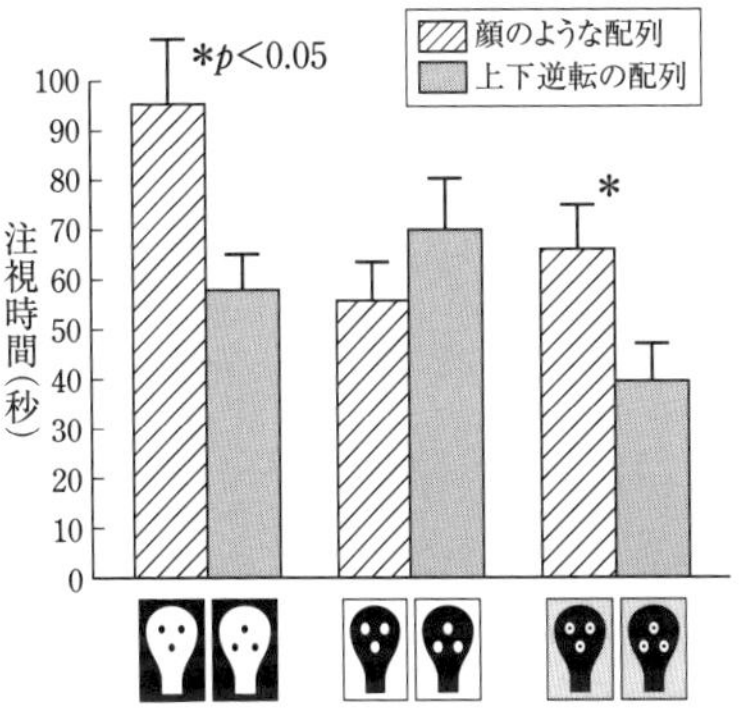

図5–2　新生児の顔図形への選好（Farroni *et al.*, 2005[51]）

生後二ヵ月以降、視野の中心における視力が発達してくるにつれて、こういった、視野周辺に現れたヒトの顔や目を好んで追いかけるような行動はだんだん見られなくなります。しかしながら、相手の目に注意を向ける行動がなくなるわけではなく、今度は視野中央に現れたヒトの目に注目する、という行動が見られるようになります。例えば、サビーヌ・フニウス（Savine Hunnius）らの研究では、生後六週間以降の乳児が、自分に話しかけているお母さんの顔の中で、特に目に注目することを示しています。[73] こういった、相手の目に注目する行動は、成人になっても強く見られます。

こういった、相手の目に注目する行動は、どのような脳機能に基づいているのでしょうか。成人を対象にした研究からは、皮質下の構造の中でも、特に扁桃体の働きが、相手の目を見る行動に強く関連している可能性が示されています。例えば、マイケル・スペジオ（Michael L. Spezio）らの研究では、脳の病気によって扁桃体が失われている患者と対話している際の眼球運動を計測することにより、扁桃体損傷患者は、障害がない人に比べて相手の目を見る頻度が少ないことが示されています。[154] ジョンソンは、乳幼児が顔や目に目を向ける行動にも、扁桃体を含む領域がかかわっている可能性について議論しています。[76] これは、網膜によって得られた情報が、上丘―視床枕―扁桃体とつながる皮質下の経路を介して顔や目を素早く検出し、それらに対する反応を制御する、という説です。上丘は主に眼球運動の制御にかかわる脳部位であり、視床枕は脳内の「中継基地」として、様々な脳部位の間の連絡を担っています。扁桃体は生物学的に重要な情報を処理したり、情報の「価値」の判断に関する情報の処理にかかわっていると考えられています。これらの脳部位は、大脳皮質の奥側（あるいは下側）、皮質下（subcortical region）に位置しています。この経路は、視床の外側膝状体を経由して後頭葉の一次視覚野へと連絡し、その後、視覚野で一連の処理を行うという、いわばメインの経路とは異なる経路で、独立の、あるいはメインの経路と補い合う視覚処理を行っている、と考えられています。

ジョンソンのモデルは、大脳皮質がきわめて未成熟な新生児においても、顔や目への選好が見られることをうまく説明することができます。また、最近の研究から、成人においても、視野の周辺部分に提示された顔に対して目を動かす行動が、皮質下の構造によって処理されている可能性も示されていることから、この経路の存在が支持されています。しかしながら、乳児の脳機能、特に皮質下の構造の働きを調べるのは難しいため、まだわかっていないことが多く、今後の研究が必要です。

3　自分に向けられた視線

他者の視線の方向は、相手の心の状態についての重要な手がかりとなります。特に、自分に向けられた視線は、相手が自分に興味を示していることを意味しており、社会的にはとても重要なシグナルである、と言えます。多くの動物種において、自分に向けられた視線は、捕食者などの「脅威」が迫っていることを意味します。それらの種では、自分に向けられた視線を検出することにより、逃げたり、動きを止めたりなど、捕食者を避けるための回避反応を行います。例えば、蝶や蛾の仲間に、目のような模様をした羽を持つ種があるのは、そういった反応を利用して、鳥に食べられるのを避ける役割があるのではないか、と考えられています。[49] 一方、ヒトを初めとした社会的な動物種では、自分に向けられた視線は必ずしも脅威ではなく、親や家族、同じ群れの仲間などからの社会的なシグナルである可能性もあります。[34] 特にヒトでは、アイ・コンタクトは相手との意思疎通を行うために重要な役割を果たしています。

ファローニらは、生後数時間から数日の新生児が、自分に向けられた視線を、よそに向けられた視線よりも好んで見ることを示しています。[50] また、生後四〜五ヵ月の乳児は、自分に向けられた視線を見た時、よそ向きの視線を見た時よりも強い脳活動が見られることも報告されています。[63] こういった、自分に向けられた視線に対して乳児が見せる脳活動の促進は、後頭—側頭領域、前頭領域など、幅広い脳部位で見られています。

乳児だけでなく、もう少し発達した子どもや成人でも、自分に向けられた視線が注意を引きつけるという現象は繰り返し確認されています。例えば、ミヒャエル・フォン・グルナウ (Michael von Grünau) らは、「群衆の中から見つめる視線 (stare in the crowd) 効果」という現象を実験的に再現しています。[162] これは、経験のある方も多いかもしれませんが、多くのヒトを目の前にした時、その中で自分を見ている相手には、自然と注意が引きつけられる、という現象です。フォン・グルナウらの実験では、視覚探索課題という、たくさん提示されたものの中からあらかじめ決められたものをできるだけ素早く探す、という課題を使って、自分に向けられた視線を探すのは、よそに向けられた視線を探すのよりも素早く行うことが可能である、という結果を報告しています。これは、自分に向けられた視線に自然に注意が引きつけられ、その結果、自分を見ている標的を素早く見つけることができる、ということを示しています。私たちの研究グループも、この現象を実験場面で再現し、小学校中学年から中学校くらいの年齢ですでに、「見つめる視線効果」が見られることを確認しました[136]。

さらに、自分に向けられた視線は、顔の処理や注意を初め、様々な社会的認知に影響を与えることが知られています[138]。例えば、こちらを見ている顔は、そうでない顔よりも記憶に残りやすいという知見は、成人、幼児、さらには生後五ヵ月の乳児でも報告されています。また、私たちの研究では、こちらを見ている顔から注意をそらすのは難しい、ということもわかりました[135]。このように、自分に向けられた視線は、顔への注意や、顔の記憶を促進する、ということが示されています。さらに、イン・ワン（Yin Wang）らによる最近の研究では、他者の手の動きを見ている時、その人物が自分を見ていた場合には、そうでない場合よりも、相手の手の動きに自分の手の動きがつられやすくなる、つまり、相手の手の動きを自然にまねしてしまう傾向が強くなる、ということも報告されています[163]。

自分に向けられた視線が社会行動に与える影響について、もう一つ面白い研究が報告されています。メリッサ・ベイトソン（Melissa Bateson）らによって行われたこの研究[66]は、研究室の共同の喫茶スペースにある、共同購入している茶葉やコーヒーなどを買うためのお金、「お茶代」を集める箱を使って行われました。ベイトソンらは、研究室のメンバーには誰も知らせずに、ある週にはこちらを見ている人の写真や絵を、別の週には花の写真や絵を、箱の前に貼っておきました。その結果、こちらを見ている人の写真が貼られていた週は、そうでない週に比べて、「お茶代」として集められた金額が多くなる、という結果が示されました。この研究は、相手からの視線を知覚することによって、ヒトはより利他的に、協力的にふるまうようになることを示しています。ヒトの社会脳の特徴を表す重要な研究であるとともに、共同スペースの管理に使える、ちょっとした知恵である、ということもできるかもしれません。

このように、ヒトの脳は、自分に向けられた視線を素早く検出し、それによって社会的な情報処理や社会行動を調整する、という働きを持っています。また、ファローニらの研究は、こういったアイ・コンタクトへの反応が、生後一年以内の乳児においても見られる可能性を示しています。そのような脳機能は、社会的な場面で、相手からの注意に応じて素早く社会的な反応を返すのに役立ちますし、アイ・コンタクトを使った社会的コミュニケーションの基盤ともなっています。私は、こういったアイ・コンタクトが社会脳に与える影響を、「アイ・コンタクト効果」と呼び、その脳神経基盤や、発達について研究を進めています。次節では、アイ・コンタクト効果にかかわる脳神経基盤について、現時点で報告されている知見をもとに考えていきます。

4　アイ・コンタクトは社会脳を制御する

アイ・コンタクト効果の脳神経基盤を調べるため、私はまず、過去の脳機能イメージング研究で、自分に向けられた視線に対する脳活動と、よそ向きの視線に対する脳活動とを比較したものを集め、

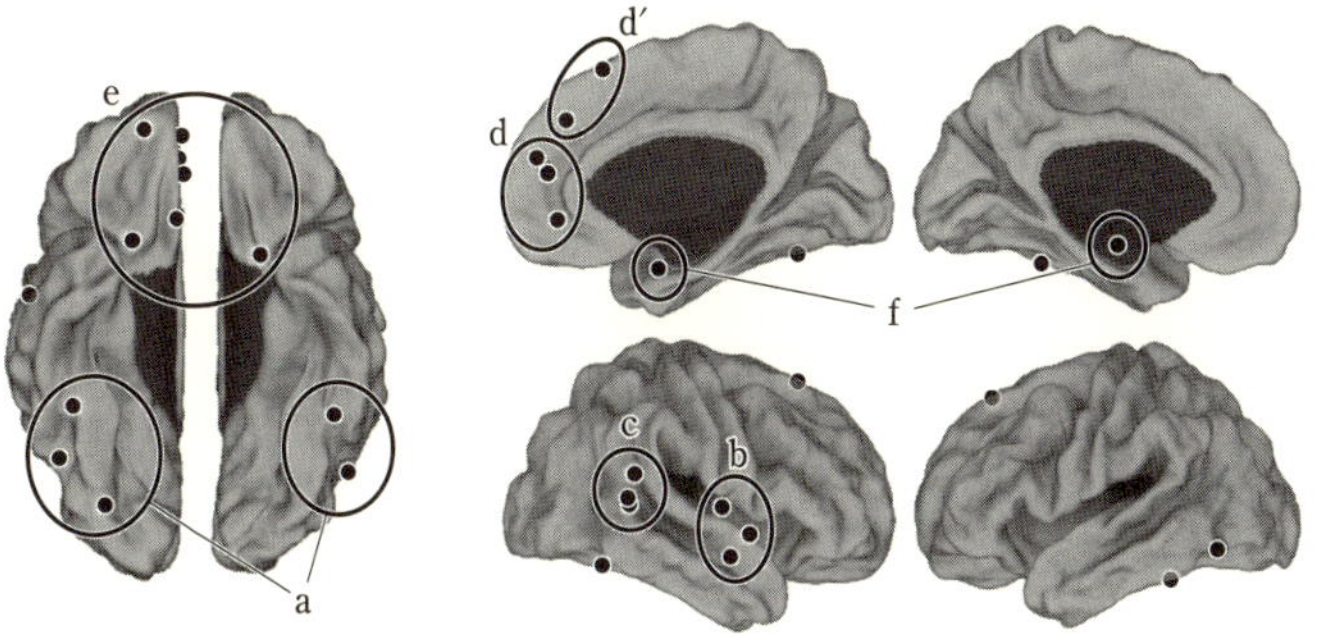

図５–３　アイ・コンタクトに対して活動を見せる脳部位 (Senju & Johnson, 2009b[138])

黒丸はそれぞれ異なる研究から得られた結果。a〜f の社会脳において広く活動が見られる。

脳のどの部位が自分に向けられた視線に対して反応を見せるかについて検討しました[138]。その結果、紡錘状回（a）、上側頭溝（b、c）、前頭葉内側部（d）、前頭葉眼窩部（e）、扁桃体（f）といった、社会脳を構成する主要な脳部位が、自分に向けられた視線に対して選択的な活動を見せていることがわかりました（図５―３）。しかし、不思議なことに、これら社会脳ネットワークのうち、どの脳部位が選択的な活動を見せるのかについては、研究によりまちまちでした。さらに詳しい分析を加えると、それぞれの脳部位におけるアイ・コンタクト効果の現れ方は、どのように顔刺激が呈示されたか、どのような課題が与えられていたかによって影響を受けている可能性が出てきました。例えば、画面に顔がいきなり現れる条件では、顔の認識にかかわる紡錘状回にアイ・コンタクト効果が見られたのに対し、動画で顔が呈示され、最初に顔が画面に現れた後にその視線がこちらを向くような場面では、紡錘状回にはアイ・コンタクト効果が見られませんでした。また、目の部分を切り取った映像を見せたり、眉毛の太さを答える課題を与えたりすることにより、目の部分に注意を向けるように促した研究では、視線方向の弁別に関連している、上側頭溝の前部にアイ・コンタクト効果が見られました。しかし、面白いことに、刺激の視線方向を答える課題を課されるなど、視線の向きそのものに注意を向けるような教示がなされた課題では、上側頭溝前部におけるアイ・コンタクト効果は見られませんでした。さらに、顔刺激が動画で呈示された研究では、ヒトや生物の動きの処理に関連している上側頭溝後部においてアイ・コンタクト効果が確認されたのに対し、静止画を用いた研究では上側頭溝後部の効果は確認されていません。このように、アイ・コンタクト効果は、人物認識や視線方向、動きの処理など、特定の処理が促されるような条件で起こりやすいが、それらの処理を行うように教示された場合には起こらない、という特徴を持っています。

こういった、アイ・コンタクト効果に関連する脳機能研究の結果を無理なく説明するため、私は「速い経路による制御（fast-track modulator）」というモデルを提案しました。これは、ジョンソンら[76]も議論しているような、上丘—視床枕—扁桃体という皮質下の「速い」経路[91][105]が自分に向けられた視線を素早く検出し、外側膝状体から一次視覚野を経由するような「遅い」経路の処理に対して、トップダウンの制御をかける、というモデルです。少しややこしいですが、速い経路を使ってアイ・コンタクトを素早く検出し、その経路が先回りして、遅いが細かい、メインの経路で行われる処理を制御する、という働きとして考えています。また、この速い経路が社会脳にかかわる脳部位を制御するメカニズムは、課題に意識的に注意を向けることなどによって引き起こされる、実行機能という制御のメカニズムと共通であるため、例えば、教示によって視線方向に注意を向けるように促された場合、視線方向を処理する領域には実行機能によるトップダウンの制御がすでに働いているため、アイ・コンタクト効果による制御は大きな効果を引き起こすことなく、その部位での脳活動に影響を与えないのではないか、と考えています。

こういった「速い経路」が存在する可能性を支持する証拠は、これまでの研究からいくつか報告されています。例えば、ナタリー・ジョージ（Nathalie George）らの研究[57]から、自分のほうを見ている顔を処理する際、扁桃体と、人物認識に関連した脳部位である紡錘状回との活動に、強い相関が見られることが報告されています。この研究は、自分に向けられた視線により、扁桃体と紡錘状回が一つのネットワークとして働いている可能性を示しており、私のモデルを支持します。また、ローレンス・コンティ（Laurence Conty）らの脳波研究[31]から、自分に向けられた視線の効果は、脳の高次な領域で、低次な領域よりも早く見られることが報告されています。この研究では、アイ・コンタクト効果は、心の理論などの高次な情報の統合を行う前頭前野でまず確認され、その後、視覚処理に関連した側頭葉で見られることが報告されています。この結果は、低次の視覚野から高次の視覚野に情報が受け渡され、その後、それ以外の脳部位に情報が伝達される、というメインの遅い経路を、アイ・コンタクト効果がバイパスしていることを示しており、このバイパスは「速い経路」によってなされているのではないか、と考えることもできます。さらに、皮質下の経路への入力に使われている、きめの粗い視覚情報、空間周波数の低い視覚情報がアイ・コンタクト効果と関連している可能性を示す研究[168]も報告されており、これも、皮質下の経路がアイ・コンタクト効果に貢献していることを支持するものとなっています。

この「速い経路による制御」モデルは、既存の脳機能イメージング研究の結果をうまく説明できるだけでなく、社会脳の発達についても、相互作用説に近い、具体的な予測を立てることができます。このモデルに基づくと、社会脳の発達も、皮質下の「速い経路」と、主に皮質による遅く、細かい処理をするメインの経路との相互作用としてとらえることができます。まず、生後すぐの新生児では、皮質下の構造のほうが皮質よりも発達が早いことと、新生児における実証データによって示されているように、皮質下の構造が顔や目などの社会的な情報を検出するようにできていることから、この皮質下の速い経路によって、ヒトの顔や視線など、社会的な手がかりに注意を向けるようになります。一方、大脳皮質は未発達であり、特定の情報を処理するような専門化が進んでいないことから、社会的な情報は脳の幅広い領域で、特に分業されることなく処理がなされている、と考えられます。

その結果、皮質下の構造で社会的な刺激を検出し、それらに注意を向けることによって皮質が社会的な情報を学習する、という経験が数多く積み重ねられます。こういった学習の過程で、皮質のそれぞれの場所が、異なった社会的情報を専門的に処理するように発達してくる可能性があります。具体的に、大脳皮質のどの場所がどのような処理をするかを決める要因には、複数のものがあると思われますが、例えば、皮質下の経路とつながりの強い部分はそれだけ社会的な刺激による学習を行いやすいかもしれませんし、神経細胞の大きさや他の領域とのつながり方など、脳の解剖学的な特徴によって、おおざっぱで速い処理が得意な部分、遅いが細かい処理が得意な部分などに分かれ、それぞれの部分が得意な処理に専門化していく可能性もあります。こうして、皮質が社会的な情報処理に専門化し、また、皮質下の経路と皮質のそれぞれの領野との連絡が効率的になることによって、社会的な情報の処理に専門化した脳部位のネットワーク、社会脳が創発するのではないか、と私は考えています。

乳幼児のアイ・コンタクト効果に関する脳機能イメージング研究はまだ数が少ないですが、それらの研究では、乳幼児は、成人よりも幅広い脳部位でアイ・コンタクト効果を見せる、という結果が報告されています。このことは、乳児の社会脳は成人のものよりも未分化であり、どの部位がどのような処理を行うか、という専門化が十分になされていないという、相互作用説に基づいた予測と一致します。ただし、乳児の脳機能研究はまだ数が少なく、特に扁桃体など、皮質下の脳部位を調べるのは技術的にきわめて難しいため、脳機能計測技術の発展を待ちながら、じっくり研究していく必要があるでしょう。

また、アイ・コンタクト効果の発達について研究するため、私はいくつかの発達研究を始めています。一つは、視覚障害を持つ母親から生まれた赤ちゃんの発達を追いかける、という研究プロジェクトです。これらの赤ちゃんは、母親とアイ・コンタクトを取ることができないため、他の方法を使って母親とコミュニケーションを取っている、と考えられます。彼ら・彼女らの脳が、視線の情報やアイ・コンタクトにどのように反応するのか、それがどのような発達を遂げるのかを継続的に追いかけることにより、アイ・コンタクト効果の発達に、養育者とのかかわり方がどのような影響を及ぼすのかについての研究を行うことが可能です。また、日本を初めとする東アジアの文化圏と、英国などの西ヨーロッパの文化圏では、対人コミュニケーションの場面でアイ・コンタクトを使う頻度や長さが異なるため、こういった文化的な要因によるアイ・コンタクト経験の違いが社会脳の発達にどのような影響を与えるかについて、日英間での比較発達研究により明らかにしようと考えています。

5　見つめる視線の意味

本章で眺めてきたように、ヒトは、相手の顔、特に目に注意が引きつけられるようになっています。さらに、相手も自分を見ている、つまりアイ・コンタクトが成立している場面では、相手の顔から様々な情報を読み取ったり、より深い注意を向けたり、さらには相手の行動をまねしたり、相手に協力的にふるまったりするなど、アイ・コンタクトによって社会的な情報処理や社会行動が制御される現象、アイ・コンタクト効果が見られます。こういったアイ・コンタクト効果は、おそらく脳の皮質下の構造体からなる「速い経路」がアイ・コンタクトを検出し、それが社会脳に制御をかけることにより、社会的な情報の処理が促進されることによって引き起こされているのではないか、と私は考えています。また、同じような皮質下の「速い経路」と大脳皮質との相互作用が、未分化な脳を持って生まれてきた赤ちゃんが、養育者など他の人々とかかわる中で、効率よく社会的な情報を処理するメカニズム、社会脳を発達させるのに、重要な役割を果たしているのではないか、と考えています。ただし、このモデルを支持する証拠は未だ不十分であるため、これから、このモデルの妥当性について、実験的な手法で一つ一つ検証していく必要がある、と考えています。

また、本章では、「自分に向けられた視線」に焦点を当てて述べてきましたが、視線から得られる社会的な情報は、相手が自分を見ているかどうか、というものにとどまりません。相手が自分を見ていない場合には、相手がどこを見ているか、何を見ているかを知ることも、相手の心の状態を理解したり、さらには迫り来る危険など、価値のある情報を知ったりする上でも重要な役割を果たします。そこで、次の章では、よそに向けられた視線、環境中に向けられた視線の処理について考えていきます。

第6章　視線を理解するⅡ——視線を追う・視線から学ぶ

1　視線を追う

サッカーやバスケットボールなどで使われる「フェイント」という技術では、パスを出す方向などを相手に悟られないため、わざと違う方向を見たりするなど、自分の視線方向をコントロールすることにより、相手を惑わせることができます。これは、ヒトが相手の視線方向に強く注意を向け、それをもとに相手の行動を予測する、という傾向をうまく利用したものです。通常、ヒトは何か意味がある場所、情報がある場所を見る傾向があるので、相手の視線を追う行動は、環境中にある重要な情報を見つけたり、相手が何に注意を向けているかという心の状態を知ったりする上で有用です。前者のような、相手の注意から環境の中にあるものについての情報を得る行為を「社会的参照」、後者の、相手と同じ方向に注意を向け、相手と自分が同じ対象に向けて注意を向けるという状態を理解することを「共同注意」、あるいは「注意の共有」と呼ぶこともあります。また、どのような機能を持つにせよ、相手の視線の方向に注意を向ける行動、相手が見た方向に目を向ける行動を「視線追従」と呼び

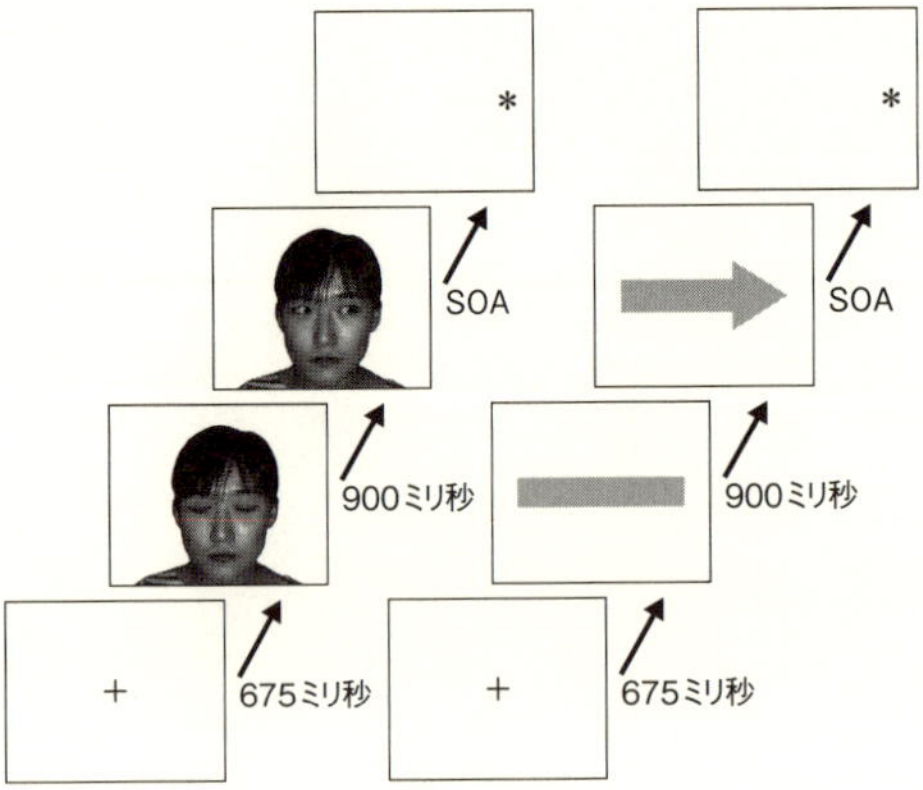

図 6–1　視線手がかり刺激課題（Senju *et al.*, 2004[145]）
SOA: 刺激提示の時間差。

ます。
　視線追従は、意図せずに起こる、反射的な行動であると考えられています。先のフェイントの例で、つい相手につられてしまうのは、この視線追従行動が、意識的に制御することの難しい、反射的、自動的な反応であることが原因である、とも言えるでしょう。こういった反射的な視線追従行動は、ほぼ同じ時期に、複数の研究グループによって、「視線手がかり刺激課題（gaze cueing test）」という同じ実験手法を用いて示されました[54]。視線手がかり刺激課題では、まず画面中央に注視点（＋《プラス》）、次に、顔写真の視線が右または左に向けられる画像が呈示され、その後、画面の右または左に標的となる刺激（＊）が呈示されます（図6―1）。最も一般的に使われる実験条件では、顔写真の視線方向と標的の呈示位置との関係はランダムに変わるため、視線が向けられた方向に標的が出る確率、逆側に出る確率とも五〇パーセントに設定されており、視線方向は標的を探す上で全く役に立たない情報となるように設定されています。実験参加者には、標的が出たらできるだけ早くボタンを押すこと、また、画面中央に呈示される顔写真の視線方向には意味がないから無視するように、という教示がなされています。これらの実験では、一貫して、視線が向けられた方向に呈示された標的に対する反応時間は、逆側に呈示された標的に対する反応時間よりも短くなることが報告されています。これらの結果は、画面中央に呈示された、課題とは関係のない視線によって、実験参加者の注意が同じ方向につられ、そちらの方向に現れた標的への反応が促進された、と考えられます。さらに、ジョン・ドライバー（Jon Driver）らが行った研究の一つ[41]では、視線方向の逆側に標的が現れる確率を八〇パーセントに設定することにより、視線方向が「その逆の方向に標的が出やすい」という意味のある情報になるように設定した条件で、実験を行っています。しかし、その条件下でも、実験参加者の注意は視線の方向につられ、そちら側に出た標的に対する反応時間が短くなる、という結果が得られています。相手の視線方向から注意をそらすのはかなり難しいことである、ということがわかります。

また、ファローニらは、こういった視線手がかり効果が、生後数時間から数日の新生児でも見られることを明らかにしました[52]。この実験は、基本的にはドライバーらが行ったものと同じですが、新生児にボタン押し課題を教示するのは無理なので、代わりに、画面上に標的刺激が提示されてから、新生児がそれに向かって視線を動かすまでにかかる時間を計測する、という手法を用いて実験を行っています。その結果、生まれてすぐの新生児でも、成人と同じように、画面上に提示された顔写真の視線方向に注意が向けられ、そちらに現れた標的に対する眼球運動（サッケード）がより素早く起こることが示されています。

一つ注意が必要なのは、これらの実験が測っているのが「潜在的注意」である点です。潜在的注意とは、実際に自分の視線を動かしてそちらの方向に注意を向ける「顕在的注意」とは異なり、自分が見ている視野のどこかに、視線を動かすことなく注意を向ける、という処理です。スポットライトのように、自分が見ている世界の中で特定の場所に注意を集め、その部分の処理を促進する、とたとえることもできます。ファローニの実験を例に取ると、画面中央に呈示された顔写真を見た赤ちゃんは、その顔に注視しながら、視線の方向（視野の右隅または左隅）に潜在的注意を向けています。その後、潜在的注意が向けられた（または、注意のスポットライトが当てられた）場所に標的が現れた場合、その標的への反応が促進される、という仕組みです。

相手の視線方向に目を動かす、顕在的注意に基づいた視線追従は、もう少しゆっくりと発達することが知られています。例えば、バルバラ・ドントレモン（Barbara D'Entremont）らは、動く人形が実験者の顔のすぐそばにあり、しかも、実験者が人形に視線を向けながら話しかける行動を見せた場合、生後三ヵ月の乳児においても、実験者が見ている人形のほうを、その逆側にある人形よりもよく見ることを示しています[36]。視線の対象物がもう少し実験者から離れており、乳児が視線だけでなく頭も動かして実験者から対象物に視線を動かす必要がある場合には、その対象物に対する視線追従行動は、生後六ヵ月頃から現れることが示されています。さらに、生後一二ヵ月を超えると、実験者がついたての裏側に視線を向けた場合、乳児はついたての裏側に回り込んで、実験者が見ているものを探す、という行動を見せるようになります[103]。しかし、こういった顕在的な視線追従行動の発達が視線理解の発達によるのか、それとも運動能力や記憶など、他の能力の発達によるものなのかについては、今後の検討が必要です。

2　視線から学ぶ

では、こういった発達初期の視線追従行動は、どのような役割を果たしているのでしょうか。一つの重要な機能として考えられているのは、社会的学習です。例えば、新しいものの名前を学ぶためには、大人の口から発せられる言葉（名前）と、名前が指し示すものを結びつける必要があります。しかし、環境中には様々なものがあるため、言葉がどれを指すのかを判断するためには、様々な手がかりが必要となります。乳児は、こういった言語学習を行う際、言語学的な規則や統計学習など、様々な計算を行っていることが知られていますが、そういった手がかりの一つとして、発話者の視線が使われている、という議論です。

チブラらは、こういった視線追従を使った学習は、「自然な教授法（natural pedagogy）」というコミュニケーション・システムの一部である、と議論しています[34]。この理論では、自然な教授法に基づいた社会的学習は、「顕示（ostension）」を示すシグナルと、「参照（reference）」を示すシグナルとの組み合わせによって成立する、と考えられています。顕示とは、「これから教育が始まる」ということを示すシグナルであり、発達初期にはアイ・コンタクトや呼びかけなどが用いられている、と考えられています。参照とは、教えられる対象を特定するシグナルであり、対象物に向けられた視線や指さしなどが用いられていると考えられています。例えば、ものの名前を教える場面では、教える側（親や他の大人）は、赤ちゃんに対してアイ・コンタクトをしたり、呼びかけたり、といった顕示行動を行い、それに引き続いて対象物を見たり、指さしたり、手に持って赤ちゃんに見せたりといった参照行動を行います。その後、ものの名前を口に出し、赤ちゃんに聞かせます。赤ちゃんの側は、まず顕示行動に注意を向けることによって教育の場面に対する準備を行い、それに引き続く参照行動に従って教わる対象が何であるかを同定し、その後に引き続いた行動（ものの名前）を、対象物に関する知識として学習する、という能力を備えていることが仮定されています。

私たちのグループが行った研究の一つから、[138]乳児の視線追従行動は、こういった顕示行動に引き続く参照行動への反応として起こっている可能性が示されています。この研究では、六ヵ月児に、実験者が二つのもののうち一つに視線を向ける行動をビデオ映像で呈示し、視線追従が起こるかどうかをアイ・トラッカーで記録しました（図6―2）。その結果、実験者が最初にアイ・コンタクトを行ってから対象物に視線を向けると、乳児は実験者の視線を追うことが示されました。しかしながら、実験者がアイ・コンタクトを行わず、代わりにカラフルなアニメーションが画面上に現れ、実験者の顔に注意を引きつける条件では、視線追従が起こらないことが示されました。次に、この視線追従が起こ

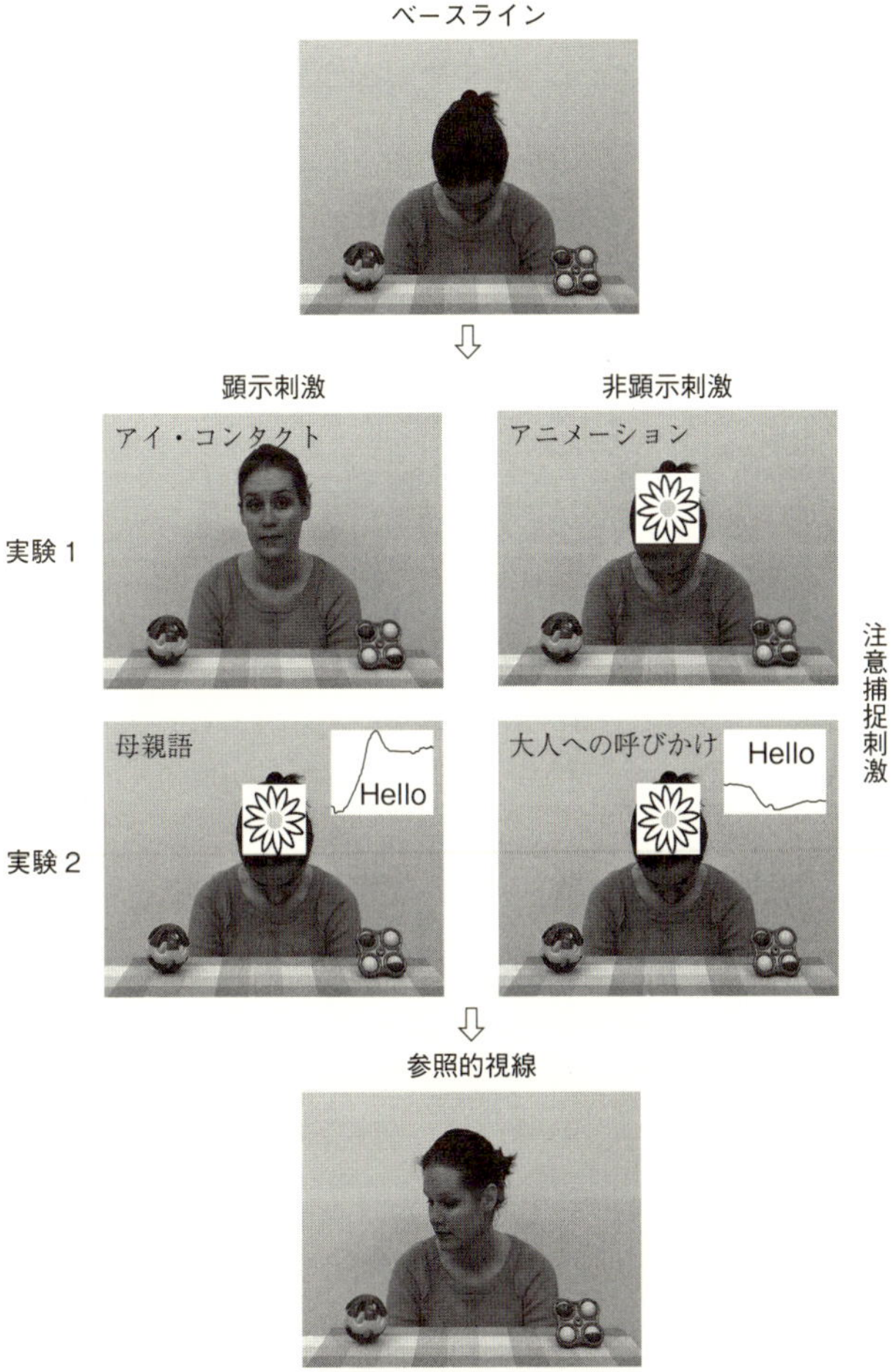

図6–2　顕示行動と乳児の視線追従行動を調べる実験（Senju & Csibra, 2008[138]）

らないビデオ映像に、音声による顕示刺激（母親語と呼ばれる、抑揚が強調され、ゆっくりした話し方による呼びかけ）を加えると視線追従が引き起こされるが、非顕示刺激（大人同士の話し方による呼びかけ）を加えても視線追従は起こらないことも示されました。これらの結果は、視線追従が起こるには、対象物に視線が向けられる前に顕示行動が示されることが必要であることを示しており、自然な教授法の予測に一致した結果であると言えます。

乳児における顕示—参照行動への反応性には、脳の前頭前野の活動が関連していることが、いくつかの実験によって示されています。例えば、私たちのグループが行った実験[139]では、顕示行動に後続して、参照的視線（ものに向けられた視線）および非参照的視線（もののないところに向けられた視線）を九ヵ月児に呈示し、彼ら・彼女らの脳活動を脳波計測により検討しました。その結果、前頭領域において、参照的視線が、非参照的視線よりも大きな脳波成分の振幅を引き起こすことが示されました。また、NIRS（第1章参照）を用いた最近の研究[62]でも、五ヵ月児において顕示—参照行動の組み合わせ（アイ・コンタクトに引き続く、ものに向けられた視線）は、顕示行動のみ、参照行動のみの単独呈示よりも強い前頭前野の脳活動を引き起こすことを確認しています。

また、カタリン・エジェド（Katalin Egyed）らが行った実験は、この顕示—参照行動の組み合わせが、一般化可能な「知識」の学習を引き起こすことを示しています[44]。期待背反法を用いているこの実験では、ある人物の目の前にあるテーブルに二つのものが置かれており、その人物が、一方のものを見ては微笑み、もう一方のものを見ては顔をしかめる、という場面を一八ヵ月児に見せました。一つの条件では、その人物はものに視線を向ける前に、乳児に向かってアイ・コンタクトを行い、もう一つの条件ではアイ・コンタクトは行われませんでした。その後、先ほどと同じ人物がそれぞれのものに手を伸ばす場面、または別の人物がそれぞれのものに手を伸ばす場面を見せ、注視時間を計測しました。その結果、アイ・コンタクトがあった条件、なかった条件の両方で、同じ人物が、先ほどしかめ面をしてみせたものに手を伸ばすのを見た時、微笑んでみせたものに手を伸ばすのを見た時よりも注視時間が長くなる、という結果が得られました。これは、乳児が、その人物は微笑んでみせたもの（好ましいもの）に手を伸ばすであろうことを期待しており、その期待が裏切られたことにより、注視時間が長くなった、と考えられます。さらに、アイ・コンタクトがなされた条件では、最初の人物がしかめ面をしてみせたものに、別の人物が手を伸ばすのを見た時にも注視時間が長くなる、という結果が得られたのに対し、アイ・コンタクトがなかった条件では、別の人物がどちらのものに手を伸ばそうが、注視時間には差が見られませんでした。この結果は、アイ・コンタクトがなかった場合には、乳児は最初の人物の行動を「個人的な好み」として学習し、その好みは同じ人物の行動には影響を与えるが、別の人物の行動には影響を与えない、と期待していたことを示します。一方、アイ・コンタクトがなされた条件、すなわち顕示―参照行動が提示された条件では、乳児は最初の人物の行動を、そのものの価値に対する「一般的な知識」として学習し、すべての人がその知識に基づいた行動を取るだろう、と期待していた、と考えられます。この結果は、顕示―参照行動が一般的な知識の学習を引き起こすことを示しています。なお、本書の執筆時において、この研究論文は審査中であり、未だ刊行されていません。

本節で取り上げた研究事例は、乳児は他者の視線を参照行動として、あるいは相手が自分に教えたいことを指し示すものとして利用していることを示しています。ただし、こういった役割を果たすためには、乳児は必ずしも相手の意図を理解する必要はありません。例えば、顕示行動を知覚することによって乳児の脳が準備され、それに続いて現れる参照行動が指し示す方向にあるものに注意を向け、その先にあるものについて学習を行うという、一連の反射的なメカニズムがあれば、乳児は自然な教授法に基づいた学習を行うことができます。これは、教える側である大人が、乳児の行動に注意を向け、乳児が理解しやすいように自分の行動を調整するという、協力的でわかりやすい行動を取るため、乳児の側に難しい計算を行うメカニズムがなくても、十分に効果的な学習をすることが可能であるからです。つまり、乳児の社会的学習メカニズムは、自分に注意を払い、積極的にいろいろなことを教えてくれる、養育者・協力者としての大人（多くの場合は自分の親）から学習する、という機能に特化している、と考えることもできます。

コラム6　イヌにおける顕示—参照行動の理解

発達心理学において、“A-not-B error”という現象が知られています。これは、大人と赤ちゃんが向かい合った場面で、二つの隠し場所のうち、一つの場所Aにおもちゃを隠し、赤ちゃんにとってもらうという試行（A試行）を四回繰り返した後、もう一つの場所Bにおもちゃを隠す（B試行）を行うと、赤ちゃんが間違い、えてAを探し続ける、という現象です。ヨーゼフ・トパール(József Topál)らは、この現象が自然な教授法に基づいた現象であることを示しました[159]。この実験に参加した赤ちゃんは、実験者がアイ・コンタクトをしたり赤ちゃんに話しかけたりする顕示条件ではA-not-B errorを見せたのに対し、実験者が赤ちゃんに顕示行動を取らない条件ではA-not-B errorの著しい減少が見られました。これは、赤ちゃんが実験者の顕示—参照行動の繰り返しから、「Aを探す」という行動そのものを学習してしまったのではないか、と考えられます。

さらに、トパールらの別の実験[158]では、イヌもヒトの赤ちゃんと同様、顕示条件でのみA-not-B errorを示すことが報告されました。しかし、イヌと進化的に近縁であるオオカミは、顕示・非顕示の両条件でA-not-B errorを示しませんでした。これは、イヌがヒトと同様に顕示—参照行動による学習を行う可能性を示しています。しかしながら、ヒトの赤ちゃんとイヌの行動には違いもあります。ヒトの赤ちゃんは、顕示条件でA試行を見せられた後、別の実験者からB試行を見せられた場合にもA-not-B errorを見せたのに対し、イヌでは実験者が入れ替わるとA-not-B errorが見られなくなりました。これは、先のエジェドらによる実験[44]と同じように、ヒトの赤ちゃんは顕示—参照行動から「Aを探す」という一般的な知識を学習したのに対し、イヌは「実験者からAを探すように指示されている」といったように、特定のヒトの行動にどう反応したらよいか、ということを学習したのではないか、と考えられます。

イヌはヒトと共存し、共同作業を行うことができる数少ない種です。イヌがヒトとどのようなコミュニケーションを行っているのか、イヌはヒトのコミュニケーションをどのように理解しているのかを知ることは、イヌの進化について理解するためだけではなく、ヒトとヒトとのコミュニケーションが、送り手と受け手のどのような認知・行動をもとに成立しているのかを理解するためにも、重要な役割を果たしています。

3　視線から心を読む

前節では、ヒトの赤ちゃんが協力的な他者、親などの養育者から視線を読むメカニズムについて議論しました。しかし、ヒトが視線を読む対象は、常に自分のことを気にかけ、わからないことを丁寧に教えてくれる相手ばかりではありません。実際の社会的場面では、相手の何気ない視線の動きから、相手が何を考えているか、何をしようとしているかを、適切に素早く読み取る必要があります。視線から相手の行動を読むためには、親などの養育者から示される、わかりやすく誇張された目の動きでなく、相手が何かに気づいて視線を動かす、かすかな動きを理解しなければなりません。ここで一つ重要になるのが、相手の視線が何を指し示しているのか、という視線方向に関する理解だけではなく、相手が実際に何を見ているのかという、「見る―知る」という心の働きに関して理解する能力です。

レシェル・ブルックス（Rechele Brooks）らは、生後九ヵ月から一〇ヵ月にかけて、乳児の視線追従行動が「相手の視線が指し示す」方向への注意から、「相手が見ているもの」への注意に切り替わる様子を、実験的な手法を用いて明らかにしました[(21)]。この実験では、実験者が乳児とアイ・コンタクトを取った後、一方の条件では目を開けたまま二つあるおもちゃのうち一つに視線を向け、もう一方の条件では目を閉じておもちゃのほうに顔を向ける、という行動を見せました。その結果、九ヵ月児は実験者の目が開いていようが閉じていようが視線追従行動を行うのに対し、一〇ヵ月児は実験者の目が開いている時にだけ視線を追い、目を閉じている実験者の視線は追わないことが示されました。この実験の結果から、一〇ヵ月児が相手の視線を追うのは、相手の目が開いている場合、つまり相手が対象物を「見ている」場合に限られる、ということが示されています。さらに、同じグループの研究者が、第4章で紹介したような見える目隠しと見えない目隠しを使って、一八ヵ月児では、見える目隠しを経験した時には目隠しをした実験者の視線を追うが、見えない目隠しを経験した時には、目隠しをした実験者の視線を追わないことを明らかにしました[100]。この研究結果は、生後一八ヵ月までには、自分の知覚経験を使って相手が何を見ているかを理解し、その理解に基づいて視線追従行動を行う、ということを示しています。ちなみに、私たちが行った目隠しを使った誤信念課題は、この実験で得られた知見をもとにしています。

さらに、視線処理は、表情など他の社会的な手がかりと組み合わせて処理されることも知られています。先に挙げたエジェドらの研究は、一八ヵ月児が視線と表情を組み合わせて、視線の先にある対象物が好ましいものであるのかどうか（あるいは、相手が対象物を好ましいと思っているかどうか）を読み取っていることを示しています。また、脳波計測による研究から、生後一年以内の乳児でも、視線と表情を組み合わせた処理を行っていることが示されています。例えば、シルヴィア・リガート（Silvia Rigato）らの研究では、四ヵ月児に様々な表情と視線の組み合わせを見せる実験を行い、幸せな表情（微笑み、笑い）を見た時の脳波成分の振幅の強さは、その顔が自分に視線を向けている時、よそ向きの視線の時よりも大きくなることを示しました[126]。同様に、七ヵ月児を対象にしたステファニー・

ヘール（Stefanie Hoehl）らの研究では、怒った顔に対する脳波成分の振幅が、自分に向けられた視線の時により大きくなることを示しました。[72] これらの研究は、成人における研究結果と一貫しています。しかし一方、成人において見られるような、怖がっている表情の処理が、その顔の視線が背けられている時に促進される、[3] という結果については、乳児研究では追認されていないため、乳児における表情と視線の相互作用が、成人と同じ、複数の社会的手がかりの意味を統合するメカニズムによって引き起こされているのか、それとももう少し単純なアイ・コンタクト効果によって引き起こされていているのかについては、まだわかっていません。ただ、もしアイ・コンタクト効果によって視線と表情との相互作用が引き起こされていたとしても、アイ・コンタクトがすべての表情の処理を促進するわけではなく、幸せや怒りなど、一部の表情の処理だけを促進するのはなぜか、という問いが残ります。今後の研究が必要である、と言えるでしょう。

最後に、視線処理にかかわる脳部位の一つとして、側頭葉の上側頭溝が挙げられます。上側頭溝についてはこれまでの章でも何度か触れましたが、かなり大きな脳部位であり、社会的認知において様々な役割を果たしていることが知られています。例えば、アンディ・カルダー（Andy J. Calder）らの研究により、ヒト成人の上側頭溝の前部にある神経細胞群は、それぞれが異なる視線方向の処理を担っていることが示されています。[24] 今のところ、右向きの視線と左向きの視線は異なる細胞群によって処理されていることが示されていますが、この部位における視線方向処理がどの程度細かく分かれているのかについては、現在研究が進んでいるところです。一方、上側頭溝の後部では、視線だけでなく、ヒトの体の動きに特化した処理が行われています。例えば、ケヴィン・ペルフリー（Kevin A. Pelphrey）らの研究により、ヒト成人では、上側頭溝のそれぞれ異なる部位が目の動き、口の動き、手の動きのそれぞれに特化していることが示されています。[116] 目の動きは、上側頭溝の中でもかなり後ろのほうで処理されています。また、サラ・ロイド－フォックス（Sarah Lloyd-Fox）らによる、NIRSを使った研究から、生後四ヵ月の乳児でも、成人と同じように、目の動きと手の動きが、上側頭溝の異なる部位で処理されている可能性が示されています。[94]

このように、他者の視線は相手の知識や意図、感情などの心の状態を理解するための手がかりとしても使われています。こういった能力は、生後一年以内にはある程度見られるようになってきます。しかしながら、こういった乳児に見られる視線処理の能力が、成人のものと同じ神経メカニズムに基づいているのか、発達的にどのような変化を遂げるのかについては、今後の研究が待たれるところです。

4　目は心の窓

前章、本章と二章にわたって、視線処理とその発達について議論してきました。社会脳研究における他のトピックに比べてかなり詳しく議論したのには、視線研究が私の専門であり、他のトピックに比べて紹介できることが多い、という理由もありますが、また同時に、視線研究は社会脳研究に関してユニークな視点を与えてくれるものである、という理由もあります。視線処理は新生児においてすでに見られ、心の理論や社会的学習など、より複雑な社会的認知が発達するための基盤の一つとなっています。また、他者の視線は、社会脳を構成する様々な部位に影響を及ぼし、他者との素早く柔軟な相互作用に貢献しています。さらに、強膜と虹彩とのコントラストが強く、視線方向を識別しやすいヒトの目の形態は霊長類の中でも特殊であり、この形態は社会的なコミュニケーションへの適応として進化してきたのではないか、という議論もあります。

こういった理論的な重要性に加えて、視線処理研究は、実験心理学・認知神経科学の手法で扱いやすいトピックであることも、私が研究を進めている大きな理由の一つです。表情やジェスチャーなどは、様々な筋肉の動きの複雑な組み合わせによって構成されているため、物理的な運動として定義することは簡単ではありません。そこで、例えば表情研究にしても、「一〇人の成人に写真を見せて、みんなが一致して〇〇という表情だと判断した」刺激を使うといったように、ヒトの主観的な判断に基づいた条件設定を行う必要が出てきます。表情については、ポール・エクマン（Paul Ekman）のように、顔のそれぞれの筋肉の動きの組み合わせとして、表情を物理的に定義する試み[45]もなされていますが、実際に研究に使われているのはそれらの物理量ではなく、「微笑み」や「悲しみ」といったように、表情を表出する本人、あるいはそれを見るヒトが主観的に判断した心の状態です。一方、視線は、「顔（または体全体）に対する眼球の角度」として、客観的に定義することができるので、実験者の主観によるノイズが入りにくく、統制の取れた、他の研究との比較が容易な実験系を組むことができます。ジェームズ・ギブソン(James J. Gibson)も議論しているように[59]、こういった物理的に刺激を定義することの容易さが、視線研究の魅力の一つでもあります。

さて、第Ⅱ部では、いわゆる「定型発達」と呼ばれる、最も一般的な大多数のヒトの発達を、乳児期から成人に至るまで眺めてきました。しかしながら、ヒトの発達には大きな個人差があります。中でも、「非定型発達」と呼ばれる、平均とは大きく異なる発達を見せる人々を対象とした研究からは、ヒトの社会脳の発達に関して、多くを学ぶことができます。さらに、非定型発達を示す人々の中には、発達の特異性によって社会生活や日常生活に難しさが出てくる、「発達障害」と呼ばれる状態を示す人々もおり、医療や特別支援教育の対象となっています。そこで、非定型発達について研究することは、ヒト全体の理解に貢献することにとどまらず、発達障害を持つ人の生活の質を上げるような、実用的なアイディアにつながっていくことも期待されます。

第Ⅲ部では、こういった非定型発達の中でも、社会性の発達に困難さを見せる「自閉症スペクトラム障害」という発達障害を持つ人対象に、彼ら・彼女らの社会脳の特徴とその発達について議論していきます。

第Ⅲ部　自閉症者が教えてくれること

第7章　自閉症スペクトラム障害

1　自閉症スペクトラム障害とは

自閉症、アスペルガー障害、あるいは自閉症スペクトラム障害と呼ばれる発達障害について、読者の皆さんはどれくらいご存じでしょうか。社会脳研究に興味があれば、名前くらいは聞いたことがあるかもしれませんし、すでに関連する文献を読まれているかもしれません。また、実際に研究や臨床でかかわっておられるかもしれませんし、もしかしたらご家族やご本人に読んでいただいているかもしれません。あるいは、全く聞いたことがないかもしれません。

自閉症スペクトラム障害（Autism Spectrum Disorders: ASD）は発達障害の一つであり、①対人相互反応の障害、②コミュニケーションの障害、および、③限局された行動や興味の範囲、によって定義される症候群です。対人相互反応の困難さには、アイ・コンタクトや身振りなどをうまく使うことや仲間関係をつくることの難しさが含まれ、コミュニケーションの困難さには、話し言葉の発達の遅れや他人と会話を継続することの難しさなどが含まれます。また、とても限られた範囲の興味に強く熱中すること、特定の機能的でない習慣や儀式に頑なにこだわること、などといった「こだわり」が見られることも特徴です。自閉症スペクトラム障害は、国際的な診断基準であるDSM-Ⅳ[9]やICD-10[169]によって定義された、自閉症／自閉性障害（Autistic Disorder）、アスペルガー障害（Asperger Disorder）、非定型自閉症（Atypical Autism）を含む、特定不能の広汎性発達障害（Pervasive Developmental Disorder Not Otherwise Specified: PDDNOS）などの障害からなっています。「自閉症スペクトラム障害」という名称が提案されたのは、これらの障害をそれぞれ完全に無関係なものではなく、例えば虹のスペクトラムのように連続的なものとしてとらえるべきである、という考え方に基づいています。なお、簡便化のため、以降では自閉症スペクトラム障害を略し、自閉症と記述しています。

　ここで一つ注意しておきたいのは、これらの特徴が「著しく」そして「質的」であることが、自閉症の診断基準である、という点です。友人関係をつくることや会話を途切れさせないことが苦手な人は少なくないですし、趣味やこだわりの強い人も数多くいます。自閉症に関する本を読むと、「もしかしたら自分も自閉症では」「自分もアスペルガーに違いない」と思い込んでしまう人が少なからずいることも、よく知られています。しかしながら、そうした人たちのほとんどは自閉症ではありません。前述の三つの特徴が発達の初期（幼児期、多くの場合、三歳頃まで）から見られ、それらが質的な障害であり、発達や社会適応に著しい困難を見せる場合、医師などの専門家により、自閉症と診断され、治療や特別支援教育の対象となります。ただ、アスペルガー障害など、言葉の発達や学業に困難を見せない障害の場合、発見が遅れる場合もありますので、もしも自分が自閉症かもしれない、と思った場合には、まずは医師などの専門家に相談することをおすすめします。

自閉症の生起頻度は、診断基準がしっかりしている先進国ではほぼ一定であり、人口一万人あたり三七人程度（そのうちの過半数がＰＤＤＮＯＳ）であると推計されていました。しかしながら、近年の調査では、自閉症の生起率はこれよりも高く報告されており、少なくとも一〇〇人に一人程度の割合で現れる、と考えられるようになってきました。(11)(84) これは、社会全体、特に医療現場でこの障害に対する理解が向上したこと、また診断基準・手法が改善されたことにより、これまでは見落とされていた症例が診断されるようになってきたのが主な原因であると考えられています。また、自閉症は男性に多く、男女比は約四対一であると報告されています。

自閉症がなぜ起こるのかについては、未だにはっきりとはわかっていません。しかしながら、双生児研究や家系研究などを初めとした多くの研究の結果、自閉症は育て方などの家庭環境によって引き起こされるものではなく、生物学的要因による中枢神経系の発達障害である、ということについては、合意が得られています。近年、自閉症にかかわる遺伝子が多数報告されていますが、それぞれの遺伝子は、自閉症全体のうち、最大でも一〜二パーセントの症例にしかかかわっていないため、自閉症と診断される人のほとんどは単一あるいは少数の遺伝子によって引き起こされる障害ではなく、多数の遺伝子が複雑に相互作用することによって起こる症候群である、と考えられています。(2) さらに、自閉症に関連する遺伝子の多くが、de novo 変異と呼ばれる、精子や卵子ができる際に起こる突然変異によって生まれていることも報告されているため、親が自閉症であれば子どもも自閉症になる、といった単純な関係は存在しません。家系研究からは、親やきょうだいが自閉症であった場合、本人が自閉症と診断される割合は、一〇パーセント前後である、と報告されています[47]。多いと感じる人もいるかもしれませんが、これは逆に、親やきょうだいが自閉症であったとしても、生まれてくる子どもの一〇人中九人は自閉症とは診断されない、ということでもあります。また、ざっと推定してみると、世の中にいる自閉症者のうち、親やきょうだいが自閉症である人の割合は多く見積もっても一〇人に一人以下であり、残りの九人以上は、家族に自閉症者がいない家に生まれてくる、ということもできます。この割合を多いと見るか少ないと見るかは、個人の見方次第でしょう。

先にも述べたように、自閉症は生物学的な要因で起こる障害であり、親の育て方など、養育環境が原因で起こる障害ではありません。ただ、古い教科書などでは、四〇〜五〇年前に提案されていた、母親の愛情不足が自閉症を引き起こすという、今では否定された「冷蔵庫母親説」を取り上げているものも見られるので、鵜呑みにしないように注意が必要です。また、養育環境以外にも、特定の化学物質などを胎児期や発達初期に摂取することにより自閉症が引き起こされる、という議論もあります。しかし、サリドマイドなどの特殊な例以外には因果関係がはっきりと証明された、大きな影響を与える環境要因は同定されていません[109]。ただ、この分野に関しては関心を持つ研究者が多いため、今でも数多くの研究がなされています。

コラム7　MMR論争

一九九八年、麻疹とおたふく風邪、風疹の三種混合ワクチン（MMRワクチン）を接種することにより自閉症が引き起こされるという主張が、英国の医師であるアンドリュー・ウェイクフィールド（Andrew Wakefield）らによって、医学界で最も権威のある雑誌の一つである *Lancet* に報告されました。この報告は社会に大きな反響を引き起こし、MMRワクチンの接種率は大きく下がりました。しかし、その後の調査により、ウェイクフィールドが「MMRワクチンが子どもに悪影響を与えた」として製薬会社を訴えていた団体の法律事務所から多額の資金を受け取っていたことや、研究に関して倫理的な配慮を怠っていたことなど、数多くの不審な点が明らかになり、最終的に論文は *Lancet* の編集者らにより撤回されました。その後、世界中でMMRワクチンと自閉症との間の関係について数多くの大規模調査が行われましたが、どの研究結果からも因果関係は示されず、結果的に、MMRワクチンと自閉症との間に因果関係はない、ということが、科学界・医学界での合意となりました。[75] この事件に関連して、英国での医師免許を剝奪されたウェイクフィールドは、一連の疑惑を否定し続け、今ではアメリカに拠点を移して活動を続けています。

しかし、残念なことに、「予防接種が自閉症を引き起こす」といった不安は、社会に根強く残っています。英国では、この結果として予防接種を受けない子どもが増え、麻疹の流行を招くなど、不幸な事態を引き起こしています（ちなみに、英国では今でもMMRワクチンが用いられていますが、日本では別の副作用が問題となり、しばらく中断された後、現在では別の二種混合ワクチンによる予防接種が再開されたようです）。また、この主張の亜種とも言える、「○○が自閉症を引き起こす」という、科学的な裏づけに乏しいセンセーショナルな議論は、この後も数多く見られています。

2　自閉症と発達

自閉症は発達障害の一つです。発達障害であるということは、臨床像が発達にともなって変化する、ということでもあります。同じ一人の自閉症者でも、幼児期、学齢期、青年期、成人後では、行動の特徴や社会適応上の問題点などが大きく異なってきます。また、自閉症スペクトラム障害と呼ばれるように、対人行動やコミュニケーションの問題、こだわりの現れ方にも、大きな個人差があります。さらに、知的発達の困難さや他の発達障害との併存などの程度は、個人ごとに大きく異なってきますので、自閉症と一口に言っても、個人レベルでの問題の現れ方は千差万別です。例えば、自閉症者の中には、成人期になっても言葉の獲得そのものに問題を抱える人もいますし、アメリカの動物学者、テンプル・グランディン（Temple Grandin）のように研究職に就く人もいます。自閉症研究や臨床、教育などの場面では、自閉症者の年齢、言葉の発達や一般的な認知機能の発達などの個人差、個別に抱える生活上の問題など、それぞれの個人の特徴について理解することが前提となります。

また、特に研究場面において、自閉症者の非定型発達について理解するには、発達についての考慮が必要になります。例えば、「自閉症者は他人の表情を見分けるのが苦手である」という現象について研究しようとする場合、よく行われる手法としては、自閉症児と定型発達児に同じ表情認知課題を解いてもらい、その成績を比較するというものがあります。しかし、ここで「自閉症児のほうが定型発達児よりも表情認知課題の成績が低い」という結果が得られた場合、この成績の違いが自閉症に起因するのかどうかを知ることは、実はそれほど容易ではありません。例えば、定型発達児が、自閉症児よりも言葉の発達がよく、課題を理解する能力が高かったとしたら、表情認知課題の成績は表情理解の能力ではなく、言葉の発達の違いを見ていることになってしまいます。そこで、発達研究では、自閉症児などの臨床群と、比較対照となる定型発達児（統制群と呼ばれます）との二群が、調べたい臨床状態（この場合は自閉症）以外ではできるだけ同じような発達を見せていることを担保するため、年齢や言葉の発達、ＩＱなどの値に違いがないような統制群を設定して、自閉症群と比較する手法が用いられています。これを、マッチングと呼びます。ただ、自閉症群では個人差が大きいため、例えば年齢をマッチングした統制群と言葉の発達をマッチングした統制群の二群を設定し、それぞれ自閉症群と比較するとか、または他の発達障害により、年齢・言葉の発達の両方が自閉症群と同じであり、さらに「発達障害を抱えている」という条件も同じ子どもたちの一群（臨床統制群とも呼ばれます）を、自閉症群の行動と比較することもあります。

さらに、こうした統制群の設定を工夫して、年齢や言葉の発達などの効果ではなく、自閉症そのものに起因する、定型発達群や臨床統制群との違いを見つけた場合、それが何を意味するのかを理解するためにも、発達的な視点が必要となります。例えば、発達は遺伝子発現によって決まっており、環境からの学習によって変化しないとするモジュール説に立つならば、自閉症の障害は、必要な遺伝子が欠けていることによるその能力のモジュール的な「欠損」、あるいは一〇歳なのに五歳程度の成熟しかしていないといったように、発達の「遅れ」としてとらえることができます。こういった観点は、古典的な発達心理学において強く支持されていたので、「発達段階」や「○歳相当の能力」といったように、発達検査や教育などの分野でよく使われる概念でもあります。一方、熟達化説や相互作用説のように脳の可塑性を重視する立場からは、自閉症児と定型発達児との違いは発達の欠損や遅れではなく、定型発達児とは「異なる」発達の結果である、と考えます。例えば、熟達化説に基づくならば、自閉症児は何らかの理由で表情学習に興味を持たないため、結果的にヒトの顔や表情についての学習が定型発達児よりも不足している、ととらえることができます。また、相互作用説に基づくならば、自閉症児と定型発達児の表情認識課題における成績の違いは、生得的なバイアスの違いか、脳の構造（神経細胞の大きさや細胞間の結びつきの強さなど）の違い、あるいはその二つの相互作用により、脳機能の専門化のなされ方が自閉症児と定型発達児で異なる結果である、ととらえることができます。このように、自閉症の障害について理解するためには、自閉症児の発達についてのよりよい理解が欠かせません。自閉症の障害が「欠損」でなく「非定型発達」と呼ばれるようになったのも、こういった発達的な視点の重要性が認識され始めた結果である、と言うこともできるかもしれません。

こういった発達的な視点は、研究ばかりでなく、治療や教育的介入などの臨床場面においても、重要な要因となります。例えば、モジュール説に立つならば、自閉症者の障害は「欠損」であるため、これを補うための代替的な能力を身につけてもらうように介入すべきである、という議論ができます。一方、熟達化説に基づくならば、どうにかして社会的な学習の機会を増やすことにより、自閉症児も定型発達児と同じだけの学習量をこなすことができ、結果的に定型発達に近づくのではないか、という期待ができます。また、相互作用説に基づくならば、自閉症児の脳は定型発達児の脳とは異なる学習の方法に適しているため、自閉症児の脳が学習しやすい方法で、社会適応に必要な能力を身につけてもらうようなプログラムの開発を行う、という方向性もあり得ます。先にも述べたように、私自身は相互作用説を支持していますが、これら発達に関する理論については、賛否の議論が分かれているところですので、研究者が直ちに臨床応用を提案できる段階ではありません。もどかしいところではありますが、いつか現場にも応用できる日を目指して、基礎研究者として、議論を実証的に検証し続けるしかないのではないか、と考えています。

3　自閉症と社会脳

自閉症の診断基準である、①対人相互反応の障害、②コミュニケーションの障害、および、③限局された行動や興味の範囲、という三つの特徴のうち、二つが社会行動の困難さに関連することから、自閉症は社会脳の発達障害である、と言うこともできます。そのため、自閉症における社会脳の発達がどのように定型発達と異なっているのか、それがどのような脳神経メカニズムによって成り立っているのか、さらに、その非定型発達が自閉症者の臨床像とどのようにかかわっているのか、といった疑問に答えることは、自閉症の理解に貢献するばかりでなく、社会脳の定型発達とその生物学的基盤を理解する上でも、きわめて重要な知見を与えてくれます。そういった理由から、自閉症研究は精神医学や臨床心理学の枠を超え、認知神経科学や発達心理学、行動神経科学など、生物学、社会科学の幅広い分野において盛んに行われています。最近では、自閉症研究に関する報告は、自閉症や発達障害の専門誌だけでなく、自然科学全体の成果を掲載する一流紙である *Nature* や *Science* にも多く取り上げられるようになってきました。

また、社会脳の発達について理解することは、自閉症における社会脳の非定型発達について理解する上でも重要であり、社会神経科学や発達認知神経科学が社会に貢献できる可能性の一つとしても注目されています。私が初めて参加した自閉症研究の国際会議も、The Social Brain（社会脳）という名前のものでした。また、自閉症研究者の国際会議である国際自閉症研究会議（International Meeting for Autism Research: IMFAR）でも、自閉症者を対象とした研究だけでなく、定型発達に関する研究や、さらにはヒト以外の動物における社会行動の研究までもが、「将来的には自閉症の理解につながる可能性がある研究」として、例年、数多く報告されています。

第Ⅲ部では、自閉症者を対象とした社会脳研究に関して、第Ⅱ部で扱ったトピックを例に取りながら、具体的な事例を紹介していきます。そして、それらの事例を通して、社会脳の発達に関する理論や実証データが自閉症の理解にどのようにつながるのか、また、自閉症者を対象とした研究から得られる知見が、社会脳の発達に関する理論にどのような影響を与えるのかについて、議論していきます。

第8章 自閉症者は心を読まない？

1 自閉症はなぜ起こるのか

一九四〇年代の半ばに、レオ・カナー（Leo Kannar）とハンス・アスペルガー（Hans Asperger）が、それぞれ独自に自閉症という障害を記述[56][81]してから現在に至るまで、「自閉症はなぜ、どのようにして起こるのか」について、様々な理論が提案されました。それらの理論の中には現在まで生き残ったものもありますし、後に現れる理論に影響を与えたものもありますが、多くは実証データや他の理論との整合性に問題があり、時代の流れとともに消えていきました。これらの理論や実証研究をもとに得られた知見の積み重ねにより、自閉症の認知的・神経科学的基盤については多くのことがわかってきましたが、「自閉症はなぜ起こるのか」という根本的な問いに関しては、未だはっきりとした、研究者間で合意の取れた答えは存在しないように思われます。

先の章でも少しだけ触れましたが、自閉症が発見されてから最初の数十年の間は、自閉症の原因は、当時人気のあった精神力動論的な枠組みの中で議論されていました。最も有名な（あるいは悪名高い）

ものは、自閉症が母親からの愛情不足の結果起こるという、「冷蔵庫母親説」です。この理論は定量的な実証データに基づいたものではなく、現象の思索的な解釈に基づくものでしたが、当時の臨床・教育現場に大きな影響を与えました。例えば、ティンバーゲンらは、自閉症児を癒すためには、その傷ついた心を受け入れ、愛情を与えるべきであるとして、「抱っこ療法」を支持しました[157]。しかしながら、こういった受容療法は自閉症児の行動改善に効果を示さなかったため、理論そのものにも疑問が持たれるようになってきました。現在に至るまで、抱っこ療法などの受容療法に効果があることを示す実証研究は、未だ報告されていません。さらに、「冷蔵庫母親説」に最も大きな打撃を与えたのは、一連の双生児研究でした[109]。これらの研究からは、一卵性双生児における自閉症の一致率（ふたごの一方が自閉症であった場合、もう一方も自閉症である確率）は、二卵性双生児のそれよりも高い、という一貫した結果が報告されたのです。一卵性双生児と二卵性双生児は、同じように両親から育てられるため、養育環境には違いがないと考えられます。一方、一卵性双生児は遺伝子を一〇〇パーセント共有しているのに対し、二卵性双生児は普通の兄弟姉妹と同じく、五〇パーセントしか遺伝子を共有していません。つまり、先の結果は、自閉症になるかならないかに、遺伝的な要因がかかわっていることを示しているのです。すなわち、「母親の育て方が自閉症を引き起こす」という理論には反する結果である、と言えます。これらの双生児研究の成果は、臨床現場での経験とも重なり、冷蔵庫母親説は支持を失いました。このことは、自閉症の子どもを育てる苦労や不安の中にいる親に、「あなたの育て方が原因で子どもがこうなった」と責任を押しつけていた時代を抜け出し、こういった過去の主張に科学的な裏づけがないことを示したという点で、自閉症の歴史に残る転換点であったと言えるでしょう。ただし、今でも精神分析学の世界では「冷蔵庫母親説」に関する支持が完全に失われたわけではなく、この説に則った臨床活動も一部ではまだ行われているようです。

こういった精神力動論的な解釈に代わって主流になったのは、認知・言語説と呼ばれるものです。これは、自閉症の障害を、記憶や認識、情報処理といった認知機能の障害、あるいは言葉の発達の障害としてとらえよう、という考え方です。実際、自閉症は、知能検査によって測定されるような一般的な認知機能の困難さや、言葉の発達の困難さをともなうことが多いことが知られています。しかしながら、認知・言語説には、解決しなければならない二つの大きな問題がありました。一つは、認知機能や言葉の発達に困難を抱える他の発達障害（ダウン症、ＡＤＨＤ、特異性言語発達障害など）と自閉症とは何が違うのか、といった問題です。ここから、自閉症に特異的な、あるいは自閉症だけに見られて他の発達障害には見られない認知・言語発達の障害は何か、という研究が数多くなされました。もう一つの問題は、認知や言葉の発達全般に障害を持つわけではない、高機能自閉症、アスペルガー症候群と呼ばれる子どもたちをどのように説明するか、という問題です。これは、自閉症の中にも、平均的な言語発達や知的発達を遂げるものが少なくないことを示しており、認知・言語発達の障害だけでは自閉症を説明できないのではないか、という議論につながりました。

2　マインド・ブラインドネス仮説

こういった議論の中で、一九八五年、「自閉症児は心の理論を持つのか?」と題された論文が、当時まだ大学院生であったサイモン・バロン‐コーエン (Simon Baron-Cohen) と、そのアドバイザーであったアラン・レスリー (Alan Leslie)、ウタ・フリス (Uta Frith) の連名で報告されました[14]。この論文は、第4章でも紹介した誤信念課題を使って、自閉症児が誤信念を理解できるかどうかについて検討したものです。繰り返しになりますが、この課題ではある登場人物 (サリー) がある場所 (かご) におもちゃを隠し、いなくなります。その後、サリーがいない間に、もう一人の登場人物 (アン) がおもちゃをかごから取り出し、別の場所 (箱) に隠します。その後、サリーが帰ってきた場面で、「サリーはおもちゃをどこに探しに行くでしょう?」という質問をし、子どもに言葉や指さしなどで返事してもらいます。もし、子どもがサリーの誤信念を正しく理解しているならば、サリーが最後におもちゃを見た場所、サリーが「おもちゃがある」と (誤って) 思っている場所である「かご」と答えるはずです。ちなみに、サリーとアンが出てくるバージョンの課題をつくったのはバロン‐コーエンらであり、この論文があまりに有名になったため、この形式 (場所に関する誤信念) を問う課題を、「サリー・アン課題」と呼ぶこともあります。

バロン‐コーエンらの研究では、言語発達に関する検査によって算出された「言語年齢」(定型発達に換算して、何歳程度の言語発達を示しているか）をもとに、自閉症児のグループ、ダウン症児のグループ、定型発達児のグループの平均的な言語年齢が四歳前後になるようにマッチングを行い、それぞれに誤信念課題を解いてもらいました。その結果、定型発達児やダウン症児は誤信念課題に通過するのに対し、自閉症児は誤信念課題に通過しない（「箱」と答える）、という結果が示されたのです。さらに、自閉症児は定型発達児やダウン症児と同じく、「今おもちゃがあるのはどこでしょう？」という事実に対する質問、「はじめにおもちゃがあったのはどこでしょう？」という記憶に関する質問には正しく答えることができることから、自閉症児は教示や質問を理解する言語能力、おもちゃの移動について記憶する認知能力には問題がないことも示されました。これらの結果から、自閉症は認知機能全般の障害ではなく、心の理論という特定の認知能力の障害によって引き起こされるのではないか、という説が提案されました。

しかしながら、この主張には多くの反論がなされました。最も顕著なものは、自閉症児が誤信念課題に通過しないのは、心の理論の特異的な障害に基づくのではなく、誤信念課題に含まれる認知処理の困難さによるのではないか、というものでした。例えば、誤信念課題を解くためには、「現実に起こっていること」と「サリーの心の中」という、二つの異なる状態について、同時に追っていく必要があります。このように、一つの文脈（おもちゃの位置）に関する二つの状態、あるいは表象を同時に扱うことは、認知的に困難な課題である、と考えられています。また、第4章でも議論したように、誤信念課題を解くためには、おもちゃについて質問された時、「おもちゃが今ある場所」という、最も顕著な表象について考えたり、答えたりすることを抑制しなければなりません。乳幼児においては、この「抑制」という認知処理が困難であることもよく知られているため、自閉症児でも同じことが起こっているのではないか、とも議論されました。

これらの疑問に対し、「誤写真課題」と呼ばれる課題を使った検証が、いくつか行われています。誤写真課題では、例えば、おもちゃをかごの上に置いた状態の写真をポラロイドカメラで撮影し、その写真を子どもに見えないように裏返して置いた後、おもちゃを箱の上に動かします。そして、「写真の中では、おもちゃはどこにあるかな？」と質問します。この質問に「かごの上」と正しく答えるためには、おもちゃの場所という一つの文脈に関して、「現実の状態」と「写真に写った状態」という二つの表象を同時に扱い、さらに、質問に対して「実際におもちゃがある場所」という顕著な表象を抑制する必要もあります。このように、誤写真課題は誤信念課題と同じ論理的な構造を持っています。また、この課題を最初に提案したデボラ・ツァイチク（Deborah Zaitchik）は、定型発達児は、誤信念課題と誤写真課題に、大体同じくらいの年齢で通過することを示しています[170]。ところが、自閉症児は、誤信念課題には困難を見せるにもかかわらず、誤写真課題には容易に通過することが示されました[93]。これは、誤信念課題に関連した認知処理の難しさだけでは、自閉症児がなぜ誤信念課題に通過できないかを説明できないことを示しています。

一方、このような実験だけではうまく説明できない現象もありました。高機能自閉症者やアスペルガー症候群の自閉症者は、誤信念課題を通過する場合があることが示されてきたのです。図８－１は

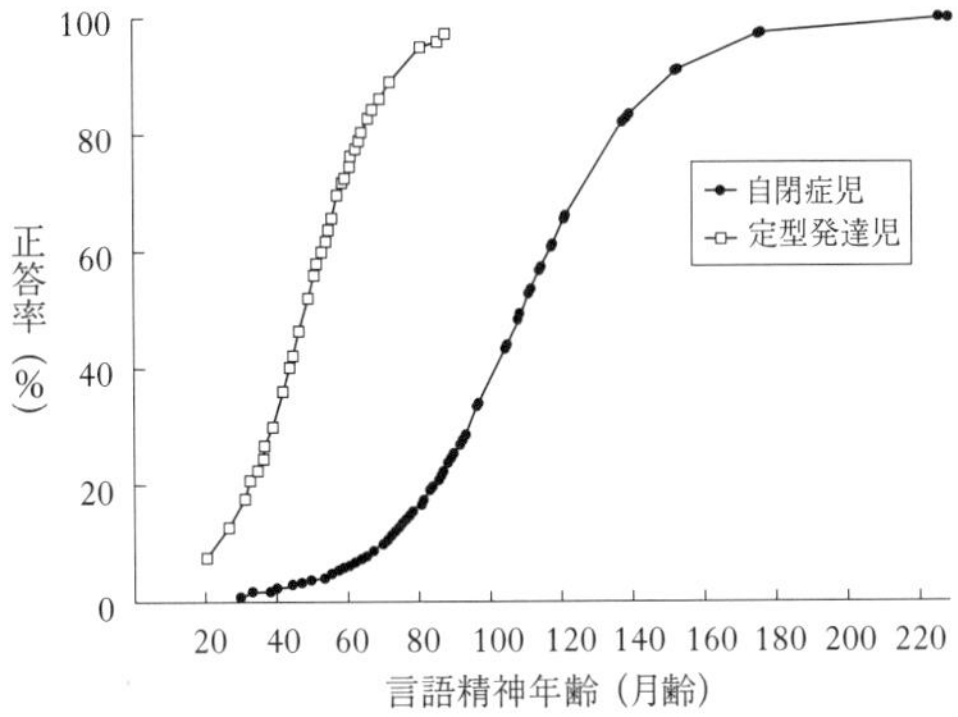

図 8–1　言語精神年齢と心の理論課題正答率の相関（Happé, 1995[69] を改変）
自閉症児は定型発達児よりも高い言語精神年齢で（10 歳前後には半数、12～13 歳にはほとんどが）誤信念課題に通過するようになる。

前掲の図３―２に、自閉症児のデータも合わせたものです。このように、言語精神年齢が一一～一二歳を超える自閉症者のほとんどは、誤信念課題に通過することが示されたのです。しかしながら、誤信念課題を通過できるようになったからといって、彼ら・彼女らが自閉症でなくなるわけではなく、対人行動やコミュニケーションの困難さは、形を変えながら成人期まで続きます。このことは、誤信念課題によって測定されるような「心の理論」の障害だけでは、自閉症の全体像を説明することが困難であることを示しているようにも見えます。研究者によっては、自閉症児における心の理論の困難さは「発達の遅れ」に帰因するものであり、本質的な問題ではない、と議論しています。しかしながら、この説は、言語発達と強い関連を見せる心の理論発達が、自閉症児でのみ、言語発達よりも遅れるのはなぜかについて、十分な説明を与えることができません。

一方、これら誤信念課題を通過する自閉症児は、定型発達児とは異なる、代替的な方略を使って誤信念課題を解いているのではないか、と議論する研究者もいます。例えば、いくつかの幾何学的な図形のアニメーションを見て、それらの図形の「心の状態」を説明する課題[1]や、目の部分の微妙な表情からその人物の心の状態を読み取る課題[13]、さらには、言葉通りではない微妙な言い回しの理解を測る課題[15]など、より高度な心の理論課題を開発し、高機能自閉症者もこれらの課題では困難を示す、という一連の報告があります。これらの研究では、こういった高度な心の理論課題が、誤信念課題では測定しきれないような心の理論の障害を検出している、と議論されています。しかしながら、そもそも誤信念課題が心の理論を検出する「リトマス試験紙」として開発された経緯を考えると、誤信念課題を心の理論を使わずに解く、という議論には説得力がないようにも思われます。これらの「高度な誤信念課題」がいったい何を測定しているのか、自閉症者がこれらの課題に困難を示すのはなぜかについては、もう少し慎重に議論する必要があるでしょう。

3　自発的な心の理論の障害？

私たちの研究グループでは、この問題に取り組むため、第3章で紹介した、乳幼児の自発的な行動反応を用いて誤信念理解について調べる課題、「自発的な誤信念課題」を、自閉症児・者にも見せてみました。第3章で述べたように、この自発的な誤信念課題では、誤信念場面を子どもに見せ、その時の自発的な目の動きをアイ・トラッカーで記録しました。[153] 定型発達児を対象にした研究では、一歳、課題によっては一歳半の乳児でも、他者の誤信念に基づいた自発的な行動予測を行っていることが、彼ら・彼女らの目の動きを解析することにより明らかになりました。

最初の研究では、古典的な心の理論課題に通過し始める学齢期の子どもたちを対象に、自発的な誤信念課題と、古典的な誤信念課題（サリー・アン課題）の両方を行いました。[142] 古典的な誤信念課題に自閉症児が通過しない理由が、心の理論ではなく、課題に関連した認知処理の問題であるならば、定型発達の乳児でも通過できるような、認知能力への負荷が低い課題には通過するかもしれない、と考えたのです。その結果、定型発達児は自発的な誤信念課題、古典的な誤信念課題の両者に通過したのに対し、自閉症児は両方の課題とも通過しませんでした。つまり、定型発達の二歳児とは異なり、自閉症児は他者の誤信念に基づいた自発的な行動予測を行わない、という結果を得ました。さらに、定型発達児では自発的な誤信念課題と古典的な誤信念課題の成績との間に強い相関が見られたのに対し、自閉症児では二つの課題の成績に相関は見られませんでした。このことは、定型発達児では二つの課題が共通のメカニズムによって処理されているのに対し、自閉症児ではそれぞれの課題が異なる認知メカニズムで処理されている可能性を示しています。また、練習課題（登場人物が箱に手を伸ばすところだけを見せる課題）では、自閉症児・定型発達児の両者とも、登場人物の行動予測に関連した目の動きを見せたため、自閉症児は他者の行動予測は行うが、行動予測の際にその人物の誤信念を考慮に入れていない、という可能性が示唆されています。

この結果は、自閉症児における誤信念課題の障害が課題の困難さでは説明できないことを強く示しており、また、一部の研究者が言うように、自閉症児は定型発達児と異なるメカニズムを使って（古典的な）誤信念課題を解いている可能性を示唆するものでした。また、私は、自閉症児は自発的な誤信念課題を通過するのではないかと思っていたので、この結果は予想外のものでした。そこで、とにかくもこの研究成果を国際自閉症会議で報告していた時、ちょうど会場にいたフリスから、この結果は彼女の理論と一致すること、また、次のステップとして、古典的な誤信念課題には容易に通過するような高機能自閉症の成人を対象に研究を行うべきだと、強く勧められました。私は、もともと赤ちゃん向けにつくられたこの実験が、成人を相手にうまく結果を出せるのかどうかに疑問があったことと、研究に参加してもらえる高機能自閉症成人を探すつてがなかったことから、曖昧に返事していたのですが、フリスから、前者については同僚や学生二、三人に見せてみればすぐわかる話であること、後者については自分のつてで研究参加者を連れてくること、また、このプロジェクトは「ハイリスクだがローコスト」であり、十分にやってみる価値があると反論され、なし崩し的に共同研究を組むことになりました。それで、まずは近くにいた同僚や学生たちに誤信念場面の映像を見てもらい、眼球運動を計測してみたところ、みな見事に二歳児と同じ反応を見せたので、手応えを感じて、成人向けに細かい条件を整え、本実験を行いました(144)。

この研究では、サリー・アン課題などの古典的な誤信念課題に通過し、ＩＱが定型発達者の平均と同じくらいであるアスペルガー症候群の成人と、年齢、性別、ＩＱなどで細かくマッチングをした定型発達成人に、二歳児や学齢期の子どもに見せたものと同じ誤信念場面の映像を見てもらい、その際の眼球運動をアイ・トラッカーで計測しました。まず、学齢期の子どもを対象にした実験と同じく、アスペルガー者、定型発達者の両方とも、練習では登場人物の行動予測にともなう眼球運動を見せることを確認しました。

この研究で得られたデータは、フリスにとっては予想通りだったようですが、私にとっては、児童の結果からある程度の予測はついていたものの、やはり驚くべきものでした。古典的な誤信念課題には容易に通過するアスペルガー者は、定型発達者とは異なり、登場人物の誤信念に基づく自発的な行動予測を行わなかったのです。つまり、先に挙げた児童の結果と合わせて考えても、自閉症者は他の誤信念に基づいた自発的な行動予測を行わず、それは古典的な誤信念に通過する能力の有無だけでは説明できないことが示されたのです。しかし、改めて考えてみると、この結果は、構造化されて、次に何が起こるか予測がしやすいような実験的な場面では高い能力を見せるが、より自由度が高く、柔軟な対応が要求されるような実際の対人場面では困難を見せる自閉症者の臨床像と、とてもよく一致するものであると言うことができます。

また、この結果は、これまでに報告された、高機能自閉症者が「高度な誤信念課題」に困難を示すという結果とも一致するものです。これらは、「何が起こったか説明してください」「この人はなぜ○○と言ったのでしょう？」などといったように、具体的な行動予測を教示されるわけではなく、もう少し一般的な質問から、自発的に心の状態を読み取る必要がある課題です。こういった「心の理論を使ったほうがうまくできるが、そのように教示されているわけではない」課題に通過するためには、心の理論を自発的に使いこなす必要があります。つまり、もし自閉症者が自発的な心の理論の使用に困難を抱えているのであれば、これらの課題に通過することが難しくなる、と考えられます。

4　自閉症者はなぜ心を読まないのか

なぜ、自閉症者は誤信念に基づいた自発的な行動予測を行わないのでしょうか。今のところ、少なくとも二つの可能性が提案されています。一つめは、先にも述べたように、自閉症者は心の理論に本質的な障害があり、古典的な誤信念課題に通過する自閉症者は、代替的な方略を用いて課題を解いている、という可能性です。この説に則って考えると、古典的な誤信念課題を通過するために使われている代替的な方略は、「サリーはこれから何をするでしょう?」などといった明確な教示や、構造化されて余計なもののない、限定された検査場面で問題を解くのには使えるが、教示なしで自発的に心を読み取るほどの柔軟性や一般性を持たない、と考えることができます。もう一つの可能性として、自閉症者は心の理論(他者の行動に信念などの心の状態を帰属し、それをもとに行動予測を行う能力)には障害を持たないが、明確な教示なしにその能力を使いこなすための能力、例えば自発的に他人に注意を向ける傾向や他者の行動に興味を持つことなどの面で定型発達者とは異なるため、日常場面で心の理論を自発的に使うことができない、というものも提案されています。

私は、発達的な観点から見れば、この二つの説は必ずしも矛盾するものではない、と考えています。まず、本章で議論したように、自閉症児は明確な教示や構造化された検査場面でも、より本人の自発性に依存した乳幼児向けの課題でも、さらには日常場面でも、一貫して心の理論の使用に困難を見せることがわかっています。さらに、彼ら・彼女らが構造化された検査場面で心の理論の使用ができるようなるまでには、定型発達児の通過年齢よりもはるかに高い言語年齢に達することが必要であることも示されています。これらのことから、高機能自閉症者が心の理論課題に通過したとしても、そのための能力を獲得するに至る発達の過程は、定型発達者のそれとはかなり異なっている可能性が示されています。もし定型発達者において見られる心の理論の発達を標準的なものとしてとらえるなら、それとは異なる形で発達する自閉症者の心の理論は、標準的ではない代替的な能力として議論することも可能です。ただ、何が普通で何が普通でないかというのは相対的な問題なので、標準的・代替的というとらえ方よりも、心の理論の定型・非定型発達としてとらえたほうがよいのではないかと、私は考えています。

また、定型発達であれ非定型発達であれ、誤信念課題を解く能力を獲得したのであれば、それは「心の理論」と呼んでもよいはずです。すなわち、高機能自閉症者は心の理論を持っているが、その他の能力の違いにより自発的に心の理論を使うことがない、という議論も可能です。しかしながら、これを「心の理論」と「それ以外の認知能力」という二つの異なったものとしてとらえたほうがよいのか、心の理論の発達過程の違いに起因する、その働き方の違いとしてとらえたほうがよいのかについては、議論が分かれるところかもしれません。先にも述べたように、私は後者の立場であり、自閉症者と定型発達者の心の理論の働きの違いは、発達の過程で形成されたものではないか、と考えています。

さらに、近年行われた脳機能イメージング研究[61]から、定型発達成人では、心の理論にかかわる主要な脳部位の一つである前頭葉腹内側部において、心の理論にかかわる部分と注意にかかわる部分が比較的はっきりと分かれているのに対し、高機能自閉症成人ではそのような機能分化が明確でないことが報告されています。こういった脳機能に関する知見は、自閉症では心の理論の非定型発達により、関連する脳部位での情報処理の専門化が見られにくいという、相互作用説に基づいた予測と一致します。しかしながら、こういった成人期の自閉症者の脳機能が、発達の過程でどのように形づくられるのかについてはわかっていないことも多いため、今後、より発達初期の自閉症児を対象とした脳機能イメージング研究を行うことにより、心の理論の非定型発達についてさらなる検討を行う必要があるでしょう。

しかしながら、これまでの認知発達研究では、明確な教示や構造化がなされた場面での実験がほとんどであり、定型発達児における自発的な社会的認知がどのように発達するのか、心の理論だけでなく、もっと一般的な社会的認知課題において、自閉症者はどのような自発的反応を見せるのか、さらに、自発的な社会的認知の定型・非定型発達はどのような脳神経メカニズムに基づいているのかについては、体系的に議論されたことはありません。唯一の例外として考えられるのは、乳児研究です。これは、言葉を理解する前の赤ちゃんに教示を行うことは不可能であるため、乳児研究は必然的に自発的な反応に基づくことによります。このように、自発的な反応を引き出すしかない状況で開発された乳児研究の手法は、自発的な社会的認知について研究するために有効な手法となるかもしれません。先ほど紹介した、乳児研究と同じ方法を使って自閉症成人の心の理論について検討した研究は、そのよい例であると言えるかもしれません。

次の二章（第９章、第10章）では、現在までの研究から得られる知見をもとに、自閉症者の自発的な社会認知と、その神経基盤や発達について議論していきます。まず第９章では、第４章で紹介した他者の動きに対する反応に関する研究について紹介します。少し前に話題となった「壊れた鏡」仮説や「ミラーニューロン説」についての再評価も加えながら、自閉症者が他者の動きに対してどのような自発的反応を見せるのか、また、それらの行動特徴がどのような脳神経メカニズムに基づいているのかについても、実証データをもとに議論します。第10章では、第５章、第６章でも紹介した、他者の視線に対する反応に関する研究について紹介していきます。ここでは、「目が合いにくい」「他者の視線を追わない」といった、診断や臨床場面で観察されるような自閉症の行動特徴がどのような脳神経メカニズムに基づいているのか、また、どのような発達を見せるのかについて議論していきます。もちろん、この二つのトピックだけで自閉症の社会認知研究に関して網羅することはできませんが、これらの事例を詳しく見ていくことによって、自閉症における自発的な社会的認知の非定型発達について、ある程度のイメージをつかんでいくことができるのではないか、と考えています。

第9章 自閉症者は人まねをしない？

1 「人まね」は難しい

日本語に「サルまね」という言葉があります。英語でも、"play the ape" と言えば、人まね、それもあまりうまくないもののことを指します。自分で考えず、相手のまねをするというのは、頭を使わない、簡単なことであるかのように考えられています。しかしながら、実験心理学における研究から、この「人まね」はそんなに簡単なものではないことがわかってきています。例えば、サルは人まねができません。ヒトと進化的に最も近い種の一つであるチンパンジーも、ヒトと同じような模倣をすることは困難です(165)。

道具の使い方など、今までに行ったことのない、新しい動作をまねるためには、観察された相手の動きを、自分自身の動きとして「翻訳」しなければなりません。しかし、相手の動きと自分の動きは、自分の視点からの見え方が違いますし、顔の表情など、自分の動きを自分で見ることができない場合もあります。このように、他人の動きと自分の動きをマッチングする能力は、模倣を行う上で重要な役割を果たします。第5章で議論したように、この能力はシミュレーションとも呼ばれており、模倣だけでなく他者理解全般にかかわっている、と考えている研究者もいます。さらに、他人の動きのどの側面に「意味」があり、どの側面は無視してよいのかを判断するためには、相手の行動から目的を読み取る能力が必要です。この目的の読み取りはシミュレーションで行われているかもしれませんし、目的論のような推論として行われているかもしれません。いずれにせよ、相手の行動から目的を読み取る能力は、相手の「意味のある」動きをまねて、新しい動きを学習する際に重要となってきます。

このように、模倣により新しい行動を学習する能力は、社会的な学習をする上でとても重要になってきます。例えば、新しい道具の使い方や、さらには道具のつくり方など、複雑な行動の組み合わせを、試行錯誤しながら自分一人で獲得するのはとても大変です。一方、すでに熟練した他者の行動を観察するだけで、同じ行動を獲得し、うまく道具を使ったりつくったりすることができるならば、学習にかかる時間が大きく節約できます。さらに、こういった模倣による学習が世代を超えて積み重なることにより、一人ひとりの試行錯誤学習では生み出せないような、高度で複雑な行動のレパートリー、「文化的行動」を生み出すことも可能です。こういった文化的行動は、ヒトの社会を構成する本質的なものの一つと言えるでしょう。

一方、模倣とはよく似ていますが、こういった複雑な認知処理を必要としない行動もあります。例えば、ヒトの笑いや泣き、イヌの遠吠えといったように、すでに自分の行動レパートリーの中にある行動を、他者の行動に合わせて行うためには、例えば「他のイヌの遠吠えが聞こえたら遠吠えをする」

といったような、知覚と行動の間の簡単な連合があれば十分です。この連合は、生まれつき備わっているものかもしれませんし、例えば自分が遠吠えしたくなるような環境では他のイヌも遠吠えを行うため、「他のイヌの遠吠えが聞こえる」ことと「自分が遠吠えをする」ことの間に連合学習が起こることにより、経験から学習されたものかもしれません。こういった行動を、自分の行動レパートリーにない行動を観察により学習して再現するという模倣（研究者によっては、これを「真の模倣」と呼ぶこともあります）と区別して、行動の伝播と呼ぶこともあります（第４章参照）。ただし、こういった行動の伝播のすべてが、単純な連合学習だけで行われているわけではなく、シミュレーションなどの自他マッチングに関連した処理がかかわっている場合もあります。

行動の伝播は、新しい行動の学習には役立ちませんが、社会行動の他の面で大きな役割を果たしている可能性があります。例えば、集団の中の他のメンバーと同じ動きをすることは、いわゆる「息の合った」動きをするのに重要です。また、相手と同じ表情をすることで相手と同じ感情を感じる、というように、行動の伝播を通じて相手と同じ気持ちになること、「共感」することも可能になります。

コラム８　共　感

共感とは、相手の感情表出を見た時、同じ感情が自分自身にも起きる現象として定義されていました。しかし、共感がどのようなメカニズムで起こるかについては、研究者間で議論が分かれています。[121] 例えば、共感は高次な認知を必要としない、直接的なメカニズムによって起こる、という立場があります。この立場では、行動の伝播や社会的促進などが共感の基盤になっていると考えます。また、共感は心の理論や視点取得（相手の視点に立って物事を理解する能力）に基づいた認知的なメカニズムによって起こる、という立場もあります。この立場では、共感を知的な、ヒトに特有のメカニズムとする傾向があります。研究者によっては、前者を感情的共感、後者を認知的共感と呼び、異なる現象であるとする立場もあります[18]。ジェームズ・ブレア（R. James R. Blair）はさらに、模倣や行動の伝播などを運動的共感と呼び、感情的共感や認知的共感とは異なるものである、と議論しています。一方、こういった様々なメカニズムによって引き起こされる「共感」は社会的な行動の調整を行うという共通の機能を持っているため、一つの枠組みの中で考えるべきである、という議論もあります[121]。

共感は直感的に理解できる（ような気になる）現象であり、心理学や脳科学でも重要なトピックになっています。ただし、前述のような理由で、同じ「共感」という言葉を使っていても、全く異なる認知・神経メカニズムに関して議論している場合もあります。ただし、社会行動や対人コミュニケーションに「共感」が果たす重要な役割を考えた場合、その機能がどのようなメカニズムによって実装されているかについては、今後も重要な研究トピックであり続けるはずです。私個人にとってもたいへん興味のある分野ですので、それぞれの研究が、具体的にどのような現象についてのものであるか、同じ意味で同じ用語を用いているか、注意をしながら引き続き研究の流れを追っていきたいと思っています。

どのようなメカニズムに基づくにせよ、他者の行動に合わせて自分の行動を引き起こす行動、「人まね」は、社会行動に重要な役割を果たしています。また、人まねは発達的にも早くから見られる行動であり、例えば、アンドリュー・メルツォフ（Andrew N. Meltzoff）らは、生後数日の新生児が口の動きの「まね」をすることを報告しています。[101] 新生児模倣と呼ばれるこの行動が自他マッチングなどに基づいた真の模倣なのか、それとももう少し単純なメカニズムに基づいているのかについては議論が分かれるところではありますが、いずれにせよ、人まねは発達の最初期から見られる行動であると言えます。

2 ミラーニューロンをめぐる議論

模倣が社会性の発達や社会的学習に強く寄与している以上、それらの障害である自閉症において模倣行動がどのように発達するのかについては、多くの研究がなされてきました。特に、初期の研究では、自閉症児は自分から人まねをしない、あるいは「Do as I do 課題」と呼ばれる、実験者が何かの動作を見せ、子どもに「同じようにやってみて（Do as I do）」と教示をした時、自閉症児は定型発達児よりも模倣を見せにくいという報告がなされていました。[147] 当時は、自閉症児における模倣の障害は、「相手の行動をまねよう」という動機づけの障害、[128] あるいは細かい動きをまねるのに必要な運動制御に関連した能力の障害、[147] として議論されていました。

その後、第5章でも議論した、自分がある動きをした時と、他人が同じ動きをするのを観察した時の両方の場合に活動を見せる「ミラーニューロン」の発見があり、それにともなって「自他マッチング」の神経基盤への関心が高まりました。その中で、自閉症の模倣の障害、さらには社会行動の障害や、言葉の発達の非定型な軌跡までをも、「ミラーニューロンの障害」として説明しようとする理論、「壊れた鏡」仮説が提唱されました。[124][166] この仮説は、自閉症者はミラーニューロン・システム、あるいはその一部に障害を持っており、その結果として自他マッチングができない、と主張しています。そして、それは、模倣障害だけでなく、他人から言葉を学ぶ能力の障害や、さらには「相手の立場に立って考える」能力、すなわちシミュレーション能力の障害に結びつき、心の理論の障害にもつながる、と議論しています。また、この仮説を支持する脳機能イメージング研究もいくつか報告されています。例えば、リンゼイ・オバーマン（Lindsay M. Oberman）らは、脳波計測を用いた研究により、定型発達児では他者の手の動きを見た時と自分が手を動かした時の両方で運動野の活動が見られるのに対し、自閉症児では自分が手を動かした時にのみ運動野の活動が見られ、他者の手の動きを見た時には運動野の活動が見られないことを報告しています。[11]

しかしながら、この「壊れた鏡」仮説には多くの反論がありました。例えば、自閉症児の模倣障害は常に見られるものではなく、ジェスチャーなど目的のはっきりしない動きの模倣に限られており、目的のはっきりした、ものの操作をともなう模倣には大きな障害が見られない、[67] という問題があります。また、自閉症児は他人の動きから目的を読み取ることに困難を見せない、という報告もあります。マリンダ・カーペンター（Malinda Carpenter）らによって行われたこの研究[26]では、「失敗した試みの模倣」課題[99]を用いて、自閉症児が行為から目的を読み取る能力について検討を行っています。この課

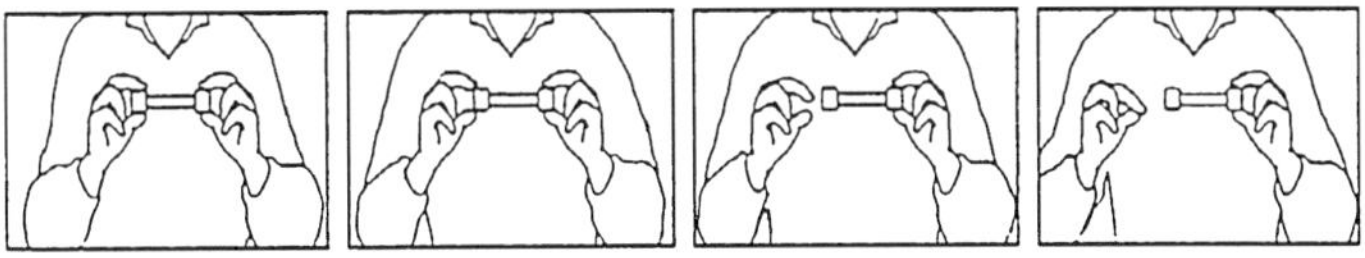

図 9–1　「失敗した試みの模倣」課題（Meltzoff, 1995[99]）

題では、例えば小さなダンベルから一方のおもりを外そうとしてなかなか外せない、という、「目的を達成していない動き」を見せます（図９―１）。この行動から「ダンベルからおもりを外す」という目的を読み取ることができるなら、子どもは実際にダンベルを渡された時、「おもりを外す」という行動を再現することが予測されます。一方、子どもが目的を読み取れず、行為そのものをまねするのであれば、「ダンベルを外そうとして外せない」という一連の動きをそのままままねすることが予測されます。この実験の結果、自閉症児は定型発達児と同じように、「ダンベルを外す」という目的を再現することが示されています。これらの知見は、ミラーニューロンが目的のある動作を実行したり観察したりする時に最もはっきりとした活動を示す、という知見と矛盾します。

さらに、自閉症者が模倣をしている際の脳活動を記録した脳機能イメージング研究の結果も、「壊れた鏡」仮説を支持するとは言えないものとなっています[40][151]。「壊れた鏡」仮説を支持するとされる研究では、下前頭回や下頭頂回といったミラーニューロン・システムにかかわる脳部位での非定型な活動が見られています。しかし、これらの実験結果をよく見ると、ミラーニューロンの活動が見られていない自閉症者でも、実際には定型発達者と変わらない模倣行動を見せていることがわかります。これらの結果は、自閉症者におけるミラーニューロンの非定型な活動は、模倣行動の障害と関係がないことを示しています。これらの研究結果から、自閉症者における模倣行動の障害は、ミラーニューロンの障害だけでは説明がつかないことが示されています。それでは、自閉症者の模倣障害は、どのような原因により引き起こされるのでしょうか。それは、社会性の非定型発達とどのようにかかわっているのでしょうか。

3　あくびの伝播と表情模倣

これまでに紹介した模倣研究のほとんどでは、何らかの形で「まねをしてください」という教示を行い、自閉症児がどれだけ正確に相手の行動をまねできるかを調べています。一方、明確な教示のない場面での「自発的な模倣」については、あまり研究が進んでいません。そこで、私たちの研究グループでは、第5章でも少しだけ紹介した「あくびの伝播」を用いて、自閉症者が他者の行動にどのような自発的反応を見せるかについて検討しました[(141)]。

この研究では、自閉症児および定型発達児に、見知らぬ大人があくびをしている映像、またはただ口を開けているところの映像を、一分間に一つずつ、ランダムな順番で見せました。そして、映像を見てから一分以内に子どもがあくびをしたかどうかを、子どもの顔をビデオ録画してその映像を解析することにより検討しました。その結果、ただ口を開けているところを見た場合、自閉症児も定型発達児も、同じくらいの割合であくびをすることがわかりました。一方、あくび映像を見せた時には、定型発達児は、自閉症児よりも高い割合であくびをすることがわかりました。同時に、定型発達児はあくび映像を見た時、口開け映像を見た時よりも多くあくびをするのに対し、自閉症児が見せたあくびの割合はどの映像を見たかに影響されないこともわかりました。この結果は、定型発達児はあくび映像につられてあくびをしたのに対し、自閉症児ではそういった効果が見られなかったことを示しています。このように、自閉症児ではあくびの伝播が起こらない、という知見は、私たちの研究グループ以外にも、イタリアとアメリカ、二つの独立した研究グループが行った実験でも追認されています。[60][71]これらの結果は、自閉症児は新しい動きの模倣だけでなく、あくびのような反射的な行動の伝播も見せない、という可能性を示しています。

しかし、これらの研究のほとんどには、自閉症児の「相手の目をあまり見ない」という行動特徴（第10章で詳しく紹介します）が結果に影響している可能性を排除できていない、という問題がありました。ロバート・プロヴァイン（Robert R. Provine）らの研究[123]により、あくびの伝播を引き起こすには、あくびをしているヒトの目の部分を見る必要があることが示されているので、自閉症児はあくびをしているヒトの目をあまり見ておらず、その結果あくびの伝播が起こらなくなっている可能性があったのです。そこで、私たちはまず、先に紹介したものと同じ映像を用い、映像を出す直前に小さな点を目の位置に表示して、子どもにそこを見るように教示することにより、子どもの注意を目に向けるようにしてみました。[140]その結果、自閉症児も定型発達児と同じ頻度であくびを見せるようになったのですが、なぜかあくび映像と口開け映像との効果の違いが消えてしまいました。定型発達児も自閉症児も、あくび映像、口開け映像の両方に対して、同じくらいの頻度であくびをするようになってしまったのです。これでは、記録されたあくびが「あくびの伝播」によるものなのか、それとも映像と関係なく行っているあくびなのかがわかりません。なぜこうなっているのかははっきりとはわかりませんでしたが、データを詳しく見てみると、あくび映像の効果が映像を見た後の一分間を超えて継続し、次の映像を見た時の効果に重なって出てしまっているのではないか、という可能性が考えられました。

そこで、次に、臼井さおりとの共同研究[161]では、あくび映像と統制映像とをランダムな順番で呈示するのではなく、あくびを見せるブロック、それ以外の映像を見せるブロックの二つのブロックに分けた実験を行い、ブロック間に十分な間隔を空けました。また、統制映像が口開けだとあくびに似すぎていて紛らわしいので、代わりに「イー」と言って口を横に開けている映像に差し替えました。さらに、子どもが確実に目を見た時にだけ映像を見せることができるよう、アイ・トラッカーを用い、子どもが目の位置に注視しないと映像の再生が始まらないようにする、という仕掛けを用意しました。この研究の結果、自閉症も定型発達児と同じように、あくび映像に対して、統制映像に対するよりも多くあくびを見せる、というはっきりとした結果が得られました。この結果は、自閉症児に「あくびの伝播」が見られない、という過去の研究で得られた知見は、模倣や行動伝播そのものの障害ではなく、相手の顔、特に目に注意を向けないことによって起こっているのではないか、という可能性が示されました（なお、この研究は予備的なものであり、現在さらなる追加実験を行っているところです）。

ただし、フィオレンツァ・ギガンティ（Fiorenza Giganti）らによって行われた研究[60]から、あくびの映像を見せるのではなく、あくびの音声を聞かせた場合にも、定型発達児では起こるあくびの伝播が自閉症児では起こらない、という結果も報告されているため、あくびの伝播が起こりにくい原因は「目を見ない」だけではなく、他者に注意が向きにくいという、もう少し一般的な障害によるものである可能性も考えられます。

あくびの伝播以外の研究に関しても、同じような知見が得られています。例えば、ダニエル・マッキントッシュ（Daniel N. McIntosh）らの研究により、定型発達児は他者の表情を見た場合、それを自発的に模倣するが、自閉症児ではこういった自発的な模倣が見られない、という知見が報告されています[98]。この研究では、子どもの顔にある筋肉の微細な動きを、筋電図を用いて計測し、定型発達児では、例えば怒った顔を見た時には眉をしかめる筋肉の動きが見られ、笑った顔を見た時には微笑むのに使う頬の筋肉の動きが見られるといったように、相手の表情に応じて顔の筋肉がまねをするように自発的に動く、という結果を得ています。また、相手の表情のまねをするように教示された条件では、自閉症児も定型発達児と同じように「顔まね」ができることから、マッキントッシュらの研究結果は、自閉症児が模倣全般に障害を持つのではなく、教示によらずに起こる自動的な模倣を行わない可能性を示唆するものでもありました。しかしながら、ただ顔を見せるだけでなく、顔を見て人物の性別を答えさせたり[96]、表情を答えさせたり[113]、さらには顔写真の関連する部分（目や口）に注視点を書き加え、そこに目を向けるように教示したり[120]といったように、子どもが顔に注意をしっかり向けるように工夫した場合、定型発達児と同じように、自閉症児も自発的な表情模倣を行うことが示されました。

さらに、前章で紹介した、自閉症児は他者の動きを見た際に運動野の活動が見られない、という脳波研究の知見に関しても、その後の研究から興味深い知見が得られています。最初の実験を行ったのと同じオバーマンらによって行われた実験[112]では、呈示された動きが、他人ではなく、親やきょうだいなどよく知っている人物の動きであった場合、自閉症児も定型発達児と同じように、相手の動きを見た場合に、自分が同じ動きをした時と同じように脳の運動野が活動することが示されたのです。この研究も、相手に十分に注意が向いていれば、自閉症児も自発的な模倣や、さらにはミラーニューロンの活動も見せる、という可能性を示しています。

これらの結果も、あくびの伝播に関する一連の研究から得られた結果と同じように、自閉症者が自発的な表情模倣を行わないのは、ミラーニューロンのような自他マッチングのメカニズムに障害があるためではなく、他者の表情に自発的に注意を向ける傾向が弱いためである、という可能性を強く示唆していると思われます。

4　なぜ模倣が起こりにくいのか

自閉症児は模倣が苦手であるという知見は以前からありましたが、ミラーニューロン研究が盛んになり、ミラーニューロンと模倣、他者理解、さらには社会脳全体との関連が議論されるにつれ、自閉症者の模倣に関する研究も盛んになりました。その結果、自閉症者における模倣の困難さは、ミラーニューロンの障害、という単純な理由だけでは説明できないことが明らかとなってきました。また、あくびの伝播や表情模倣など、自発的な模倣について調べられた一連の研究から、自閉症者が自発的な模倣を行わないのは、他者に注意が向きにくいからなのではないか、という可能性も示されました。

これらの一連の知見は、目的論やシミュレーション説（第4章参照）など、模倣を行うのに必要な、他者の行動を理解するメカニズムが、自閉症者にも存在することを示しています。自閉症者は他者の目的を「失敗した行動」から読み取り、自分でその目的を再現することができます。また、ものの操作など、目的のはっきりした動きは、比較的簡単にまねることができます。これらの知見は「壊れた鏡」仮説とは矛盾するものであり、自閉症者はミラーニューロンの欠如によって引き起こされるものではない、と考えられます。

一方、「まねしてください」という教示を使わない、自発的な模倣を調べた一連の研究では、自閉症者は新しく複雑な動きだけでなく、表情やあくびといった、きわめて単純で、学習する必要のない動きに対してさえも、自発的にまねをする傾向が弱いことが示されています。しかしながら、これら自発的に模倣をしない傾向は、模倣それ自体の問題ではなく、相手に注意が向いていないことが原因なのではないか、という可能性を示す研究も数多く報告されています。例えば、先に述べたように、「まねをしてください」という教示を行わなくても、相手の顔や動きに注意が向くような状況をうまくつくった場合、自閉症児も定型発達児と同じように自発的な模倣を行うことが示されています。さらに、相手に注意が向きやすい状況では、自閉症児が他者の動きを見ることにより、ミラーニューロンと強く関連する脳の運動野での神経活動が見られるという報告まであります。

こういった一連の研究から得られた知見は、心の理論研究をめぐる流れととてもよく似ています。第8章で紹介したように、高機能自閉症者は、きちんと教示された、課題が明確な文脈では、簡単に誤信念課題を解くことができます。しかしながら、彼ら・彼女らは、定型発達者では生後一～二年ですでに見られるような、自発的に他者の誤信念を把握し、それに基づいた行動予測を行う、という「自発的な心の理論」を用いないことが、私たちのグループが最近行った研究から明らかとなっています。「教示されたり、確実に注意を向けさせたりすれば他者の行動に反応できるが、同じことを教示なしで自発的に行う傾向が弱い」という特徴は、心の理論研究、模倣研究それぞれから得られた知見に共通しています。今後は、定型発達児において自発的な社会的注意がどのように発達するのか、自閉症児において自発的に社会的な情報に注意が向かないのはなぜか、研究を進めていく必要があります。自発的な社会的注意に関しては、第10章以降でも議論します。

また、この社会的注意に関する議論は、自閉症者の模倣障害は、模倣をする動機づけの障害が基盤となっている、という、以前に提案された議論と重なる部分があります。両者とも、自閉症者は他者のまねをすることそのものが不可能なわけではなく、それを自発的に行うことがない、という特徴をうまく説明することができます。ただし、こういった問題が社会行動を行う動機づけが弱いことによるものなのか、社会的な情報に注意が向きにくいことによるものなのかについては、今後の検討が必要です。

一方、ルイージ・カッタネオ（Luigi Cattaneo）や、ミラーニューロンを最初に発見したジャコモ・リッツォラッティ（Giacomo Rizzolatti）らによってなされた研究[28]から、自閉症者の模倣障害は自分の運動を制御することの困難さから生じるという、本章の最初に紹介したもう一つの仮説に関連した議論もなされています。この研究では、「食べものをつかんで口に運ぶ」「おもちゃをつかんで箱に入れる」というように、いくつかの動きの組み合わせからなる一連の動作を観察した場合と、同じ動作を自分で行った場合の腕の筋肉の動きを、自閉症児、定型発達児のそれぞれから記録しました。この結果、定型発達児では、例えば、食べものをつかんだ（あるいは食べものを他のヒトがつかむのを見た）時、次の動きを予期するような筋肉の動き、この場合はものを食べるのに関連した口の周りの筋肉の動きが、実際に食べものが口に届く、あるいはそれを見るより前に生じることが示されました。一方、自閉症児では、他のヒトが食べものをつかむのを見た時にも、また自分自身が食べものをつかんだ時にも、予期的な口の筋肉の動きが見られない、という結果が得られました。この知見は、自閉症児におけるミラーニューロンの障害は、他者の行動を自分の行動に重ね合わせることの困難さではなく、今起こっている動きからその次の動きを予期して、一連の動きを組み立てる能力の困難さが原因になっている可能性を示しています。すなわち、自閉症児においては、複数の動きを組み合わせて機能的な動きをすることに関連した脳機能に障害が見られるのではないかということです。こういった高次な運動制御の困難さが、模倣障害、さらには社会脳全般の障害とどのように関連しているのかについては、今後の検討が必要です。また、この説では、あくびや表情模倣など、複雑な運動の組み立てを必要としない模倣行動に障害が見られることを説明できないため、自閉症者の模倣障害全般に関する仮説としては弱いようにも見えます。

残された問題としては、このような自閉症者における模倣行動の違いが、発達の過程でどのように現れてくるのか、また、それが他の社会行動の発達とどのように関連するのか、ということがあります。例えば、発達の初期から社会的な注意の障害が見られるとすれば、他者に注意が向きにくいため、他者の行動を観察したり、まねしたりする機会が少なくなるかもしれません。その結果、模倣に関する経験が定型発達と異なり、結果的にミラーニューロンの発達にも影響を与えるかもしれません。また、もしも自発的な模倣の障害が発達初期から見られるのであれば、他のヒトと息を合わせることが困難になり、結果として対人行動の調整が難しくなり、社会的な学習が困難となるかもしれません。今後の研究では、模倣の様々な側面について、定型発達の過程と、自閉症児における非定型発達の過程、また、それにともなう脳機能の発達について解明していく必要があります。

コラム９　自閉症児のまねをすると何が起こるか

本章では、自閉症児は定型発達児とは異なり、自発的に相手の行動をまねする傾向が弱いことを紹介しました。それでは、逆に実験者など他の大人が、自閉症児の行動をまねすると何が起こるのでしょうか。いくつかの研究グループが、この問題に取り組んでいます。これらの研究では、おもちゃがそれぞれ二つずつペアにしておいてある部屋の中で、自閉症児が自由に遊んでいる向かい側に実験者がいる、という場面を用い

ます。一つの条件では、実験者は、例えば自閉症児が車のおもちゃを動かしたら、その車とペアになっている車のおもちゃを自閉症児と同じやり方で動かす、自閉症児が積木を積めば同じように実験者も積木を積む、といったように、自閉症児のまねをしてものを動かします。もう一つの条件では、実験者は自閉症児の動きに合わせて、自閉症児とは異なるものを、自由に動かします。そうやって何分か遊んだ後、実験者がぴたりと止まり、子どもに対して全く無反応になるという時間を取り、子どもが、無反応になってしまった実験者に対してどのような働きかけをするか（あるいはしないか）を記録します。この結果、実験者が自閉症児のまねをした条件では、自閉症児は実験者に近づいてきたり、実験者を触ったり、笑いかけたり、やりとり遊びに加わったりといった行動がより多く見られる、ということが報告されました。[53][156]

ただし、これがどのような認知・神経メカニズムに基づいているかについては、未だによくわかっていません。例えば、自閉症児においては、相手からの模倣によって、「ミラーニューロン」や「共感性」のような自他のマッチングを行うメカニズムの活動が上昇するのかもしれませんし、単に自分の行動が決まった反応を引き起こすことによって、相手が「予測可能な」ものになるために、関心が高まるのかもしれません。自閉症児を模倣するという技法が、どの程度臨床や教育の場面で役に立つのかについては、今後さらなる検討が必要です。例えば、実験者が自閉症児のまねを繰り返すことにより、自閉症児が逆に実験者のまねをするようになるのであれば、療育などにも有効なのかもしれませんが、そのような研究は未だに行われていません。また、ここで紹介した研究は低年齢の、多くの場合、認知や言葉の発達の困難さをともなう子どもたちを対象としていることから、より高年齢・高機能の自閉症者で同様な効果が見られるのかについては、実証的な検討が必要であると言えます。

第10章　自閉症者とは目が合わない？

1　「目が合わない」という障害

第7章で紹介したように、自閉症は行動特徴によって診断・定義される発達障害です。具体的には、経験を積んだ医師などの専門家に、本人の行動特徴や、保護者からの聞き取りによる生育歴の特徴をもとに、自閉症の基準を満たす、と判断された場合、「自閉症」という診断名がつくことになります。これは、特定の遺伝子や染色体の異常として、遺伝子スクリーニングによって診断される脆弱X症候群やウィリアムス症候群、ダウン症候群、ターナー症候群などと大きく異なる点です。

先に述べたように、自閉症の診断基準が国や地域などの違いを超えて一貫したものとなるよう、国際的な診断基準として、アメリカ精神医学会が編纂するDSM、世界保健機構が編纂するICDが用いられています。そのうち、自閉症の行動特徴としてDSMの第1項の最初に挙げられているのが、「目と目で見つめ合う、顔の表情、体の姿勢、身振りなど、対人的相互作用を調節する非言語的行動の使用の著明な障害」です。文頭に、「目と目で見つめ合うこと」の障害が記載されています。この

「目が合いにくい」という臨床像に関しては、自閉症を初めて定義したカナー[81]も記載しており、自閉症の最も特徴的な臨床像の一つであると言うことができます。

以前、精神医学では、この行動は自閉症者が視線を不快なもの、怖いものとして避けているという仮説、視線忌避説によって解釈されていました。ところが、一九七〇年代から九〇年代にかけて行われた定量的な行動観察の結果は様々であり、自閉症者が視線を避けている、という一般化はできない、と考えられるようになりました。もちろん、自閉症者の中に視線を避ける人はいますし、その割合は定型発達児よりも多いのかもしれません。ただ、自閉症者の中には視線を怖がらない人も数多くいるため、「自閉症であれば視線を避ける・視線を怖がる」とは言えません。自閉症者の中に視線忌避を示す人と示さない人がいるのはなぜか、その違いはなぜ生じるのか、また、視線忌避は自閉症の臨床像とどのような相互作用を見せるのか、といった点については、今後の研究が必要でしょう。

また、特にアイ・トラッカーを用いた研究から、自閉症者が相手の目を見ない行動は常に起こるものではなく、どのような状況で顔を見るか、また、どのような顔処理を行っているかによって変わることがわかってきています[137]。例えば、自閉症者が定型発達者よりも目を見ない傾向は、静止画よりも動画、特に他の人が話している動画を見る時に最も顕著であることから、彼ら・彼女らは目を避けているというよりも、話している口など、他のところに注意が向いてしまうため、結果的に目を見なくなる、という可能性も考えられています。また、難しい顔認識課題を行っている時に、目を見なくなる傾向が強くなることから、目をあまり見ない傾向は、他者の顔を認識する方法の違いによって起こっている可能性も考えられます。

さらに、相手の目を見ない傾向には大きな個人差があることも知られています。例えば、最近の研究から、自閉症者が相手の目を見ない傾向は、自閉症的な傾向そのものよりも、対人不安の高さなどの二次的な障害の強さとより強く関連する、という可能性が示されています[32]。

加えて、最近の発達研究では、自閉症の二歳児は、実験場面では定型発達の二歳児と同じくらい相手の目を見る、という傾向があることも報告されています。この研究では、四歳の時点で、自閉症児が定型発達児と比べて顔をあまり見ない、という傾向が現れてくることが報告されています[29]。このことからは、自閉症児が目を見ない、あるいは顔を見ないという傾向は生まれ持ったものではなく、非定型な発達にともなって現れるものである、と言えるかもしれません。しかしながら、自閉症児を撮影したホームビデオ映像を分析した研究では、一歳前後の時点で他の人の顔を見る頻度が定型発達児に比べて少ない、ということも報告されています[95]。そこで、日常生活の場面では、顔や目を積極的に避けているわけではなくても、他のものにより強い注意が向く、一つのものから他のものに注意を切り替えるのが難しい、などの理由で、結果的に人の顔に注意が向きにくくなっている可能性も考えられます。ただし、特に自閉症の発達初期の行動についてはまだデータがとても少ないので、これらの知見に関しても、今後さらなる研究が必要です。

第5章、第6章で議論したように、他者の視線はとても重要な社会的情報であり、他者の視線への反応性は、社会脳の発達に重要な役割を果たしています。では、「目が合わない」という自閉症者の行動特徴は、社会脳の非定型発達とどのように関連しているのでしょうか。本章では、この点について議論していきます。

2　目を見ることと社会脳

脳機能イメージングを用いた研究により、自閉症者は他の人の顔を処理する際、定型発達者よりも、脳の紡錘状回と呼ばれる場所の活動が低いことが知られていました[132]。紡錘状回は、顔を見てその人物が誰であるかを認識するために重要な部位であると考えられているので、このことは自閉症者が他の顔を処理することの困難さと関連があるのではないか、と考えられていました。つまり、自閉症者では紡錘状回に他者の顔を処理する機能が実装されていないため、顔を理解したり記憶したりするのに困難を持つ、という考え方です。

しかしながら、その後の研究から、こういった紡錘状回の活動の弱さは、紡錘状回それ自体の問題ではなく、相手の目を見る（あるいは見ない）という視線行動の違いによって説明されるのではないか、という可能性が出てきました。例えば、顔写真の目に注目するように教示すると、自閉症者も定型発達者と同程度の紡錘状回の活動を見せることが報告されました[65]。また、自閉症者が他者の顔を見ている際の脳機能と眼球運動を同時計測した研究から、顔写真の目を見る傾向の強い人ほど、顔写真を見ている際の紡錘状回の活動が強い、という結果も報告されています[37]。これらの研究から、自閉症

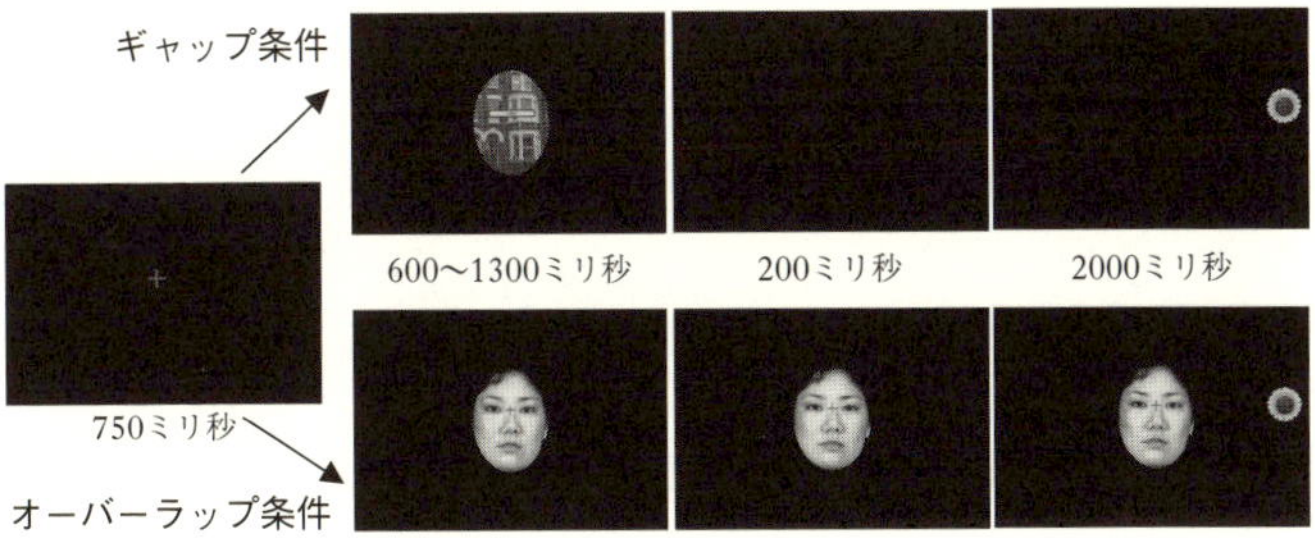

図 10–1　ギャップ効果を調べる実験（Kikuchi *et al*., 2011[83]）

者の顔認識の困難さは、相手の目を見る、という傾向の弱さと関連があるのではないか、という可能性が示されています。また、目を見る行動と紡錘状回の活動との関連は定型発達者においても示されており、例えば、顔写真の目や口でない部分に注視点を示して、そこを注視し続けるように教示を受けると、定型発達者においても紡錘状回の活動が弱まる、という知見も報告されています[104]。

私たちの研究グループでは、相手の目を見る傾向と顔への注意の関連について、自閉症児、定型発達児を対象とした実験を行いました[83]。菊池由葵子を中心としたこの研究では、図10―1にあるように、まず画面中央に注視点を呈示して、引き続き顔、または家の写真、次に画面の右か左に別の画像（標的）を呈示しました。実験参加者には、画面の端に画像が出たら、できるだけ早くその画像に目を向けるように教示がなされていました。さらに、この実験には二つの条件が設定されていました。一つめの条件（オーバーラップ条件）では、画面端に標的が出ても画面中央の画像はそのまま残されているため、実験参加者は自力で画面中央の画像から注意を解き放ち、画面端に注意を移動させる必要がありました。もう一つの条件（ギャップ条件）では、画面端に標的が出る二〇ミリ秒前に画面中央の画像が消えるため、実験参加者は自力でその画像から注意を解き放つ必要はありませんでした。この種の課題では、オーバーラップ条件で、ギャップ条件よりも、標的に向かって視線を動かすのに、余分に時間がかかることが知られています。この時間差はギャップ効果と呼ばれており、最初に見ていた画像から、自力で注意を解き放つのにかかる時間を示している、と考えられています。私たちは、この課題を行っている際のギャップ効果と、さらにオーバーラップ条件での脳活動に関連する脳波を計測しました。

この実験の結果、定型発達児では顔写真のほうが家の写真より大きなギャップ効果を起こすこと、また、顔写真条件で家写真条件よりも強い脳波成分が見られることが示されました。一方、自閉症児では、顔写真条件と家写真条件で、ギャップ効果、脳波成分の強さとも、違いは見られませんでした。このことは、定型発達児はものよりも顔に強く注意を引きつけられるのに対し、自閉症児ではこういった傾向が見られない、という可能性を示しています。

ところが、顔写真の目の部分を見るように教示を加えた条件では、自閉症児も定型発達児と同様、顔写真条件で家写真条件よりも大きなギャップ効果を見せるようになりました。これは、顔写真の目を見るように教示することによって、自閉症児も定型発達児と同様、顔に強く注意を引きつけられるようになった可能性を示しています。しかし一方、脳波計測については前の条件と変わらず、自閉症児では定型発達児とは異なり、顔写真に対するより強い脳活動が見られない、という結果が再現されました。このことは、目を見ることによって自閉症児の注意が顔に向いたとしても、脳活動のすべてが定型発達児と同様に促進されるわけではないことを示しているのかもしれません。

また、顔写真の口を見るように教示を加えた条件では、自閉症児だけでなく、定型発達児でも顔に対する大きなギャップ効果や脳波成分が見られなくなったことから、定型発達児の顔に対する注意にも、「目を見ること」が必要であることが示されました。

これらの一連の実験から、相手の目を見ることによって、自閉症児も定型発達児と同じように顔に注意を引きつけられること、しかしながら、そういった顔に対する注意にかかわる脳機能は、定型発達児と自閉症児との間では異なっている可能性があることが示されました。また、前述の脳機能イメージングを用いた研究でも、自閉症者が写真の目を見ることにより、紡錘状回の活動は大きくなるものの、定型発達者において見られるような、より広範囲での脳活動が大きくなるわけではないことが報告されており[66]、一貫した結果となっています。

これらの研究は、自閉症者における顔認識の困難さには、相手の目を見ない傾向が関連している可能性を示しています。しかし、また同時に、脳機能研究の結果からは、相手の目を見るようにしたからといって、自閉症者の顔処理にかかわる脳活動が、すぐに定型発達者と同じようになるわけではないことも示されています。なぜ、相手の目を見ることで、自閉症者の脳活動がある程度定型発達者の脳活動に近くなるのか、理由はまだわかっていません。また、こういった「目を見ること」の効果が、自閉症者の社会的認知にどのような影響を及ぼすのかについても、今後の研究が必要です。本節で紹介した研究では、顔写真は五〇〇ミリ秒程度というきわめて短時間だけしか画面に呈示されません。

こういった特殊な実験場面での効果と、もう少し現実に近い、実際の人物を目の前にした場面での脳活動がどの程度同じ傾向を示すかについては、慎重に検討する必要があります。特に、相手の目を「見続ける」ことは定型発達者でも困難であり、思考や認知を阻害することがあることも知られています。つまり、本節の研究成果は、「自閉症者が目を見るように訓練すれば社会脳の機能が高まる」という単純な結論を導くものではなく、どのタイミングで、どれくらいの長さ、目を見ることが重要なのか、そういった行動が発達のどの時期に獲得される必要があるのか、また、自発的に相手を見る行動そのものがどの程度訓練で変化するのかなど、いくつかの条件についてもう少し研究を行う必要があります。ただ、「相手の目を見る」という行動が社会脳の活動と関連しているというこれらの研究成果は、自閉症者の社会脳の発達について考えるための重要な知見であり、また、定型発達者の「相手の目を見る」行動の発達について考える上でも、新たな視点を提供してくれるものでもあります。今後、さらに研究が進められるべきトピックであると考えられます。

3　自分に向けられた視線への反応

第6章で議論したように、目を合わせるためには、自分が相手の目を見るだけではなく、相手が自分を見ていることに気づいて反応する必要もあります。また、定型発達の過程では、すでに新生児において、自分に向けられた視線を好んで見る傾向が見られることも報告されています（第6章参照）。

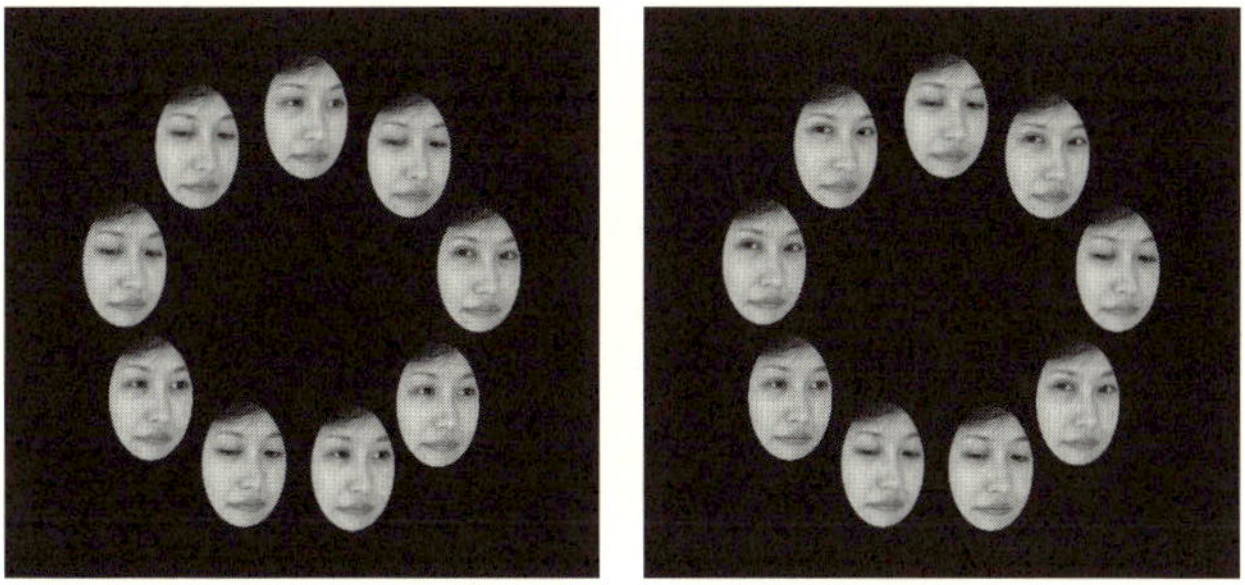

(a) 自分に向けられた視線（上から時計回り 3 番目）が標的

(b) 右向きの視線（上から時計回り 7 番目）が標的

図 10–2　視線探索課題 (Senju *et al.*, 2005[136])

それでは、自閉症児は、自分に向けられた視線に対してどのような反応を示すのでしょうか。

まず、私たちの研究グループは、自分に向けられた視線が注意を引きつけるのかどうかを、自閉症児および定型発達児を対象に検証しました[136]。この研究では、いろいろな方向に向けられた視線の写真を数多く画面上に表示し、その中から自分に向けられた視線、または横向きにそらされた視線のいずれかを、できるだけ素早く正確に探してもらう、という課題（図10—2）を行いました。この結果、定型発達児は、自分に向けられた視線を、よそ向きの視線よりもより早く見つけることができることが示されました。これは、自分に向けられた視線が子どもたちの注意を引きつけ、その結果として反応時間が早まったため、と考えられます。一方、自閉症児では、よそ向きの視線を探す速さは定型発達児と変わらないものの、自分に向けられた視線を探す速さがよそ向きの視線を探す速さと変わらないことが示されました。このことは、自閉症児は自分に向けられた視線を正しく見分けることには問題がないものの、定型発達児とは異なり、自分に向けられた視線に注意を引きつけられる、という傾向が見られない可能性を示しています。つまり、自閉症児にとって、自分に向けられた視線はよそ向きの視線と同じくらいしか「目立たない」のではないか、と考えられます。また、エリザベス・ペリカーノ（Elizabeth Pellicano）らの研究[115]から、自閉症児では定型発達児と異なり、自分に向けられた視線による顔認識の促進が起こらないことが示されています。

次に、同様の課題を行っている際の子どもの脳活動を脳波計測により確認したところ、定型発達児では、自分に向けられた視線を見ている際に、よそ向きの視線を見ている際よりもより強い脳波成分が確認されました[146]。しかしながら、自閉症児においては、自分に向けられた視線を見ている場合と、よそ向きの視線を見ている場合の脳波成分の大きさに違いは見られませんでした。これらの結果は行動実験の結果と一致するものであり、自閉症児では自分に向けられた視線により強く反応するという傾向が見られないことを示すものでした。さらに、最近の研究では、こういった自閉症者における「自分に向けられた視線」に対する脳活動の弱さが、生後一年前後ですでに見られる可能性がある、という予備的な知見も報告されています[48]。この研究は、私の所属する認知脳機能発達研究センターが中心となって行っているプロジェクトの一貫で、自閉症児を兄・姉に持つ乳児と、そうでない乳児を生後数年にわたって追跡調査しています。自分に向けられた視線とよそ向きの視線とに対する脳活動を、脳波計測によって調べた結果、自閉症児を兄・姉に持つ乳児では、そうでない乳児に比べて、自分に向けられた視線に対する脳活動と、よそ向きの視線に対する脳活動との違いが小さい、という結果が得られています。ただし、第7章で議論したように、自閉症児のきょうだいが自閉症と診断される確率は、一〇パーセント前後であるため、これらの乳児のうち、自閉症と診断される子どもはごく一部であると考えられます。そこで、このプロジェクトでは、これらの乳児を診断可能な三歳以降まで追跡調査し、こういった発達初期の視線に対する脳活動と、その後の自閉症の行動特徴との間の関連について、引き続き研究を行っています。

ただし、自閉症児が自分に向けられた視線に対して全く反応を見せないわけではない、という研究もいくつか報告されています。例えば、皮膚電位を使って覚醒度を調べた研究では、自閉症児が自分に向けられた視線を見た時、よそ向きの視線を見た時よりも覚醒度が上がる、つまり、より外界に注意を向けた（または、より目の覚めた）状態になることが報告されています。[90] こういった研究は、自閉症児が自分に向けられた視線への反応を示したとしても、それが社会脳での処理の促進や、適応的な対人コミュニケーション行動の促進、定型発達者において見られるような「アイ・コンタクト効果」にはつながっていない可能性を示しています。

4　視線追従・共同注意・心の理論

前節までで、自閉症児では自発的に相手の目を見る傾向が弱いこと、また、自分に向けられた視線によって社会的認知が促進される「アイ・コンタクト効果」が起こりにくいことについて議論してきました。一方、相手のよそ向きの視線への反応（第6章参照）はどうなっているのでしょうか。

最も基本的な、視線を追う能力に関しては、自閉症者も定型発達者と一見変わりない反応を見せる、という研究が数多く報告されています。例えば、手がかり刺激法を用いた研究では、自閉症児も定型発達児と同じく、相手の視線の方向に受動的に注意が動く、あるいは視線につられて同じ方向に注意を向ける、という知見が報告されています[107]。さらに、相手がどこを見ているのかを質問した場合も、自閉症児は定型発達児と同じくらい正確に視線の方向を答えることができることも報告されています[92]。自閉症者は、視線方向を理解すること、視線を追うことには大きな困難を抱えていないように見えます。

一方、他者の視線方向を用いて学習する能力に関しては、自閉症児と定型発達児との間に大きな違いが見られます。例えば、いろいろなおもちゃがある場所で、子どもがある一つのおもちゃ（おもちゃA）を見ている時、大人が別のおもちゃ（おもちゃB）を見ながら「これは○○だよ」と言ったとしましょう。この時、定型発達児は、○○という名前がAではなく、Bを指すことを学習します。一方、自閉症児は、○○という名前がAを指す、と学習しやすい傾向があります[12]。これは、新しいものの名前を教わる文脈で、定型発達児は自発的に大人の視線を参照し、ものの名前がどれを指すのかを学習するのに対し、自閉症児は聞いた名前と、その時自分が見ていたものとの間に関係がある、と学習してしまいがちであることを示しています。こういった傾向と、視線追従との関係を調べるため、私たちの研究グループでは、明地洋典を中心とした研究[8]を行いました。この実験では、画面上に複数のものと顔を呈示し、子どもがどこを見ているかを、アイ・トラッカーを用いて計測しました。その後、子どもがあるものを見た時、画面上の顔が別のものを見ながら「これは○○だよ」と言う、という試行を繰り返しました。この結果、バロン－コーエンらの研究と同じく、定型発達児は画面上の顔が見ていたものが○○であることを学習するのに対し、自閉症児は「これは○○だよ」という発話がなされた時に自分が見ていたものが○○である、と学習しがちであることが示されました。また、定型発達児は画面上の顔が見ているものに自発的に自身の視線を移すのに対し、自閉症児ではそのような視線追従行動が見られにくいことが示されました。次に、同じような実験場面で、今度は画面上の顔が見たものがふるえて、目立った動きをする、という条件を加えました。すると、自閉症児も定型発達児と同じく、画面上の顔が見ているものに視線を移し、それが○○であることを学習する、という結果が得られました。これらの結果は、自閉症児に言葉を教える際、自閉症児が今見ているものから注意を解き放ち、教える対象のものに注意を動かしやすいように、教える対象のものを目立たせることにより、言葉の学習がうまく行きやすくなる可能性を示しています。

さらに、自閉症児は視線方向と他の社会的手がかり（表情など）を組み合わせて処理する傾向が弱いことも、同じく明地との共同研究から示されています[(6)(7)]。この研究では、怒っている顔と怖がっている顔のそれぞれが自分に視線を向けている写真、よそに視線を向けている写真を、定型発達児および自閉症児に見せ、行動反応と脳活動を計測しました。定型発達児は、怒っている顔への反応時間は自分に視線が向けられている条件でより速く、怖がっている顔への反応時間はよそ向きの視線の時により速い、という結果を示しました。さらに、脳波成分も同じ傾向を見せ、怒っている顔を見た時の脳波成分の振幅は自分に視線が向けられている条件でより大きく、怖がっている顔を見た時はよそ向きの視線でより大きい脳波成分の振幅が見られる、という結果が得られました。これらの結果は、定型発達の成人や乳児に見られるのと同じ傾向です（第6章参照）。一方、自閉症児では、行動、脳機能ともに、視線と表情の組み合わせの効果が見られませんでした。先に述べた、自閉症児では自分に向けられた視線が顔認識に影響を与えない、という知見[115]と合わせて考えると、自閉症児は他者の視線方向と他の社会的な情報を自発的に組み合わせて使う傾向が弱い、という可能性が示されています。

このような、他者の視線方向を自発的に使い、他の社会的な手がかりと組み合わせる傾向の弱さは、自閉症者の社会的な学習や対人行動に大きな影響を与えることが考えられます。例えば、仮に相手の視線を追従できたとしても、それを社会的な学習やコミュニケーションに使うことがなければ、相手の意図や、相手が伝えようとしているものを適切に読み取ることはできません。ただし、視線追従そのものには困難さを示さない自閉症者が、なぜ視線追従行動を他の処理と結びつけないのかについては、今後さらなる研究が必要です。

5　自閉症者とはなぜ目が合わないのか

本章では、自閉症者は「目が合わない」という行動特徴を持っているが、相手の目を特に避けているわけではなく、場面に応じた適切なアイ・コンタクトを行っていないことを紹介しました。また、こういった相手の目に注意が向きにくい傾向が、顔処理にかかわる脳機能など、社会脳の機能に影響を与えている可能性について議論しました。さらに、自分に向けられた視線によって社会的認知や社会脳の活動が調整される「アイ・コンタクト効果」が自閉症者では起こりにくいこと、自閉症者は相手の視線方向を理解したり視線追従を行ったりすることはできるが、他者とのコミュニケーションや他者理解の場面で、相手の視線方向を他の社会的な手がかりとうまく組み合わせて使う傾向が弱いことも紹介しました。これらの知見を併せて考えると、自閉症者と「目が合わない」原因の一つとして、他者からの視線に反応して社会脳が自発的に制御され、社会的認知がなされるような仕組みが見られないか、あるいはそれらの仕組みが定型発達者とは異なる働きをするように発達してきている可能性があります。つまり、定型発達者は相手の視線を見た時、その視線方向を認識するだけでなく、相手の人物や意図に関する処理や、相手の行動に対する反応など、対人コミュニケーションに必要な処理が素早く、自発的に駆動されるのに対し、自閉症者ではそのような反応が起こりにくいのではないか、と考えられます。

第6章で紹介したような、皮質下の構造と皮質との相互作用によって「アイ・コンタクト効果」のような自発的な社会的情報処理が調整される、という立場に立つと、この自閉症者における非定型発達は、皮質下の構造の器質障害、あるいは皮質下の構造と皮質領域との連絡の障害として考えることができます。例えば、自分に向けられた視線に対して覚醒度は上昇するが、顔や視線処理に関連する脳部位の活動促進が見られないという、自閉症者を対象とした生理心理学研究の知見は、皮質下で検出されたアイ・コンタクトが、社会脳に関連する特定の皮質領域での処理を調整するのではなく、より一般的で特化されていない効果を脳機能に及ぼしているためではないか、と考えることもできます。さらに、乳幼児期には自閉症児と定型発達児の間に「相手の目を見る」傾向に違いは見られないが、自分に向けられた視線に対する皮質の活動促進が定型発達児にしか見られない、という知見は、自閉症児も定型発達児と同じく相手の目を検出し定位するが、定型発達児とは異なり、相手の目を見ることで社会的認知が促進されるという反応が起こりにくいためではないか、とも考えられます。ただし、これらの議論は既存の知見の解釈に基づくものであり、実験などにより直接調べられた仮説ではありません。今後の自閉症研究により、自閉症児の発達初期におけるアイ・コンタクトに対する行動反応と、それにともなう脳機能の発達について、体系的に調べる必要があるでしょう。

目を合わせるという行為は、対人コミュニケーションに重要な役割を果たしています。しかし、定型発達者はアイ・コンタクトをあまりにも自然にこなしてしまうため、それがどれだけ複雑な、素早い処理をともなっているかに気づくことは困難です。自閉症児と目が合わない理由に関しても、私たちの「心の理論」を使っていろいろと解釈してしまいがちですが、そうではなく、社会脳研究の手法を用いて、神経基盤や発達について、実証的な研究を積み重ねていく必要があります。そういった意味では、視線処理に関する研究は、心の理論や模倣などの複雑な社会的認知に関する研究と同じく、自閉症者の社会行動の障害の基盤にあるメカニズムを解明するために、欠かすことのできない知見を与えてくれることが期待されます。

さて、第Ⅱ部の定型発達に引き続き、第Ⅲ部では自閉症児・者における社会脳の非定型発達について議論してきました。ここで紹介してきた研究は、自閉症者における社会脳の非定型発達が、心の理論や模倣、視線処理といった特定の処理を行うモジュールの欠損でも、情動や認知などの一般的な障害でもなく、社会的な情報に自発的に注意を向け、適応的な処理を素早く行うという傾向の弱さとして議論できる可能性を示している、と私は考えます。しかしながら、脳機能の発達は環境との相互作用によって起こるものなので、例えば、発達初期から自閉症児は自発的に社会的な情報に注意を向け、処理する傾向が弱いとしたら、それは、社会的な場面から学習する機会を減らすことにつながるでしょう。そういった、定型発達児とは異なる社会経験を積み重ねた結果として、皮質における社会的な情報処理の専門化、すなわち社会脳の発達が、非定型になる可能性も考えられます。

最終部となる第Ⅳ部では、これらの定型・非定型発達研究から得られた知見をもとに、社会脳の脳神経基盤と発達とについて、もう一度考えていきたいと思います。ヒトの脳は社会という環境にどのように適応しているのか。ヒトの社会は脳の発達にどのような影響を与えるのか。社会的環境への適応に困難を抱える障害である自閉症について、社会脳研究からはどのようなアプローチが可能なのか。これらの点について、今までにわかっていること、まだわかっていないこと、これから調べるべきことは何か、考えていきましょう。

第Ⅳ部　社会が導く脳、脳が導く社会

第11章　発達研究からの視点

1　発達社会神経科学

生物としてのヒトの最も大きな特徴は、その高度な社会構造と、体に比較して大きな脳です。先に紹介したように、霊長類の進化の歴史において、この二つはそれぞれ独立した事象ではなく、相互に強い関連を持っていると考えられています。つまり、ヒトの巨大な脳は、複雑な社会の中でうまく生き残ることへの適応として進化してきたのではないか、と議論されています。この「社会脳仮説」に基づくならば、ヒトの脳機能を考える上でも、ヒト社会の特徴について考える上でも、ヒトの脳が社会的な環境をどのように処理しているかという問題は避けて通れません。脳科学から見れば、社会的な環境は、発達する脳への主要な入力源であり、学習や行動に重要な役割を果たしています。一方、社会が個々人の行動から成り立っており、行動の生物学的基盤が脳である以上、脳機能発達のどのような特性が、ヒトが今のような社会を持つ基盤となっているのかを考えることは、社会科学においても、究極的には避けて通ることのできない問題であると言えるでしょう。「社会的認知」や「社会神経科学」と呼ばれる研究分野は、そういった必然性から生まれてきたのではないでしょうか。脳科学者と社会科学者の双方がお互いの研究分野に近づき、新しい研究分野が立ち上がる、という歴史的な流れも、脳と社会の切っても切れない関係を象徴しているように見えます。

私は、脳機能の定型・非定型発達という側面から、この問題に取り組んでいます。発達的な視点を持つことは、脳の機能局在と可塑性の両方を考える上でも、社会と脳とのかかわりを考える上でも、不可欠であると考えるからです。先に述べたように、「脳機能は局在する」「脳機能の局在は経験によって変化する」という発見は、現在の脳機能研究の根幹をなしています。一見矛盾するこの二つの知見は、脳機能の局在が脳の構造発達と環境からの入力との相互作用によって創発するという、相互作用説によってうまく説明できます。一方、相互作用説に基づくのであれば、脳の発達だけでも社会環境だけでもなく、その両者が発達の過程でどのような相互作用を見せるのかを、丁寧に追いかける必要があります。そのためには、発達初期である乳児期から、ヒトの発達の過程を直接研究対象とする必要があります。社会行動や社会的認知の脳神経基盤を発達認知神経科学の手法を用いて探る、「発達社会神経科学」とでも呼ぶべきかもしれないこの研究方略は、言葉を話さず、運動能力や注意の持続、体力などに大きな制限のある赤ちゃんを対象に、どうすれば認知や脳機能を計測できるのか、という技術的な困難を避けては通れません。そのため、成人を対象とした研究に比べると歩みの遅い分野であるように見えるかもしれません。しかしながら、近年の技術革新により、乳幼児の行動や脳機能を無理なく測定することは格段に容易になり、体系的な研究を進めることが可能となりました。こういった技術革新と、先述のような理論的な必要性とが相俟って、発達社会神経科学は急速な発展を遂げ、発達心理学や児童精神医学などの発達科学、社会心理学や経済学などの社会科学、認知神経科学や大脳生理学などの脳科学における研究の蓄積を基盤としながらも、実際に乳幼児や児童を対象とし、彼ら・彼女らが直面する社会的な環境への適応について、脳科学の手法を直接用いた研究を行うことにより、新しく刺激的な知見を次々と生み出しつつあります。そのすべてを一冊の本で網羅することは難しいため、本書では私が行ってきたトピックを例に取り、発達社会神経科学の面白さや重要性、さらに難しさや今後の課題などについて、できる限り紹介してきました。第Ⅳ部では、本書で紹介してきた内容をもう一度振り返るとともに、残された課題や今後の方向性について議論していきます。

2　定型発達から見た社会脳のダイナミクス

第Ⅱ部では、定型発達児における社会脳の発達について、特に乳児研究から得られた知見をもとに議論してきました。最初に取り上げた心の理論研究からは、心の理論の有無を実験的に調べることの難しさと、「心の理論がある」という仮説を検証するための最も厳しいテストであり、心の理論のリトマス試験紙とも言われている誤信念課題について紹介しました。この誤信念課題を使った旧来の発達心理学研究からは、定型発達児は四歳前後でこの課題に通過するようになる、という一貫した知見が報告されていました。

ただし、旧来の誤信念課題に通過するには、心の理論だけでなく、記憶や反応抑制、言語教示の理解など数多くの認知能力を必要とするため、これに通過しないことは「心の理論がない」ことの証明にはならず、四歳以前の乳幼児が心の理論を使っているかどうかについては最近まで不明なままでした。しかし、最近の乳児研究から、言語教示や言語反応を用いず、乳児の自発的な行動反応を指標とするような課題を用いることにより、定型発達児は早ければ一歳台、遅くとも二歳頃までには誤信念課題に通過することが、複数の研究グループによって報告されています。このことは、乳幼児の社会的認知は、大人からの質問に答える、といった課題場面ではなく、彼ら・彼女らが自発的に社会的な情報を処理するような文脈で、最もよく発揮される可能性を示しています。

次に、心の理論の基盤となっている認知能力の一つとして、相手の行動から「相手が何をしているのか」という目的を理解する認知能力の発達について議論しました。ここでは、乳幼児がどのように相手の行動を理解するのかという問いに対する理論を二つ紹介しました。一つめの理論は、乳児は「他者がある環境の中で、目的を達成するために最も効率のよい動きをする」という、「目的―環境（状況）―行動」という三者の関係に関する理論、目的論を用いた行動理解や予測を行っているというものです。実際に、乳児はヒトなどの「他者」の動きを目的論の枠組みで予測し、理解していることが、注視時間法などを使った乳児実験から明らかとなっています。

もう一つの理論は、乳児は他者の動きを「あたかも自分の動きのように」知覚することにより、自分の運動を理解・予測するメカニズムを使って他者の行動を理解することができるという、シミュレーションに基づいたものです。実際に、乳児は他者の動きを見た時、それが自分にできる行動の場合、自分にできない行動である場合よりも目的理解がよくできるようになるという知見があり、シミュレーション説を支持するものとなっています。ただし、シミュレーションを行うためには、知覚された他者の動きを自分の動きに翻訳する神経メカニズムが必要となります。ミラーニューロンとも呼ばれるこのメカニズムが、乳幼児の脳内でどのような働きをしているのか、今後さらなる検討が必要です。

最後に、私の主要な研究トピックの一つである視線研究を例に挙げて、乳児が他者からの働きかけにどのように反応するのか、それがどのような脳神経メカニズムに基づいているのかについて議論しました。ヒトの目は形態学的にもユニークであり、どこを見ているかが目立つつくりになっています。相手の目を見る傾向、さらに、相手が自分を見ていることに注意が向けられる傾向は新生児の頃から見られ、アイ・コンタクトが成立する基盤となっています。また、相手の目を見ることは、相手の顔を認識したり、顔に注意を留めたりするのに重要な役割を果たしています。さらに、相手も自分を見返している場合、つまりアイ・コンタクトが成立している場合には、社会脳の様々な領域での活動の促進が見られます。これらの知見は、アイ・コンタクトなどの社会的に重要な情報が皮質下の「速い経路」によって検出され、この速い経路が社会脳を構成する皮質領域での情報処理を調整していることを示唆しているのではないか、と私は考えています。この、皮質下と皮質の経路の相互作用を仮定するモデルは、発達的に早く成熟する皮質下の構造が、アイ・コンタクトを検出し、それに関連する処理や学習の機会を増やすことにより、よりゆっくり成長する皮質領域が、社会的な情報の処理に特化した構造、社会脳を構築する、という相互作用説の議論とも通じるものです。

相手の目を見る傾向、相手の視線方向への敏感さは、乳児が養育者など周りの人とコミュニケーションを行ったり、相手の心の状態を理解したりするのに役立っていると考えられます。例えば、乳児は相手の視線方向を追ってそちらに注意を向ける行動、視線追従行動を見せますが、発達の初期においては、視線追従行動はアイ・コンタクトなどの顕示刺激を見ることにより引き起こされることが示されています。これは、視線追従行動が、自分とコミュニケーションを取ろうとしている他者、例えば自分に何かを教えようとしている親などへの反応性として機能している可能性を示しています。また、相手がどこを見ているかは、相手が何を知っているか、どう思っているかといった、相手の心の状態を読むための重要な手がかりになります。乳児は生後一年以内に相手が何を見ているか、見ていないかを理解するようになり、生後一八ヵ月までにはこの情報を使って相手の誤信念を理解できるようになります。乳児にとっても、「目は心の窓」として機能しているのです。

第Ⅱ部で紹介したこれらの知見は、赤ちゃんは発達初期から他者の視線や動きなどの社会的な手がかりに対する反応性を備えており、そういった反応性を用いて相手とのコミュニケーションや社会的な学習といった行動を適応的に取っていることを示しています。つまり、赤ちゃんは、何もできない無力な存在として生まれてくるのではなく、自発的に社会的な行動を取り、大人とコミュニケーションを図ったり、その中で様々なことを学習したりする、自発的な学習者、積極的な社会的パートナーである、ということができます。こういった発達初期の社会行動がどのような神経メカニズムによって成り立っているのか、それが成人期までに見られるような社会脳の発達にどのようにつながっているのかについては、今まさに研究が進んでいるところです。今後、次々と新しいことが発見されるであろう、とても熱い研究トピックであると言えます。

3 非定型発達から見た社会脳の自発性

第Ⅲ部では、対人相互作用とコミュニケーションの発達障害である自閉症を対象に、彼ら・彼女らの社会行動の困難さの背景にある認知・脳機能の非定型発達の様相について議論してきました。自閉症は行動特徴で定義された障害ですが、親の育て方などの社会的環境ではなく、脳機能の発達などの生物学的な要因によって引き起こされます。そのため、自閉症を理解するには、そうした生物学的な要因の研究が不可欠であると言えます。さらに、自閉症という社会脳の非定型発達事例を研究することにより、社会脳の定型発達に必要な要因について、新たな視点からの理解を深めることも可能になります。それゆえ、自閉症研究は、社会脳研究全体の中でも、きわめて重要な位置を占めています。

最初に取り上げたのは、マインド・ブラインドネス仮説とも呼ばれる、自閉症者には心の理論の障害が見られるという主張と、それに関連する諸研究です。旧来の研究では、自閉症児は誤信念課題を通過しない、という知見が報告されていました。さらに、発達研究の積み重ねにより、定型発達児では四〜五歳程度の言語能力で誤信念課題を通過できるのに対し、自閉症児は誤信念課題を通過するのに一一～一二歳程度の言語能力の発達を要するという、誤信念理解の非定型発達の様相が示されていました。しかしながら、誤信念課題を通過するのに十分な言語発達を遂げている自閉症者においても、他者の心の読み取りの困難さは引き続き見られること、それが社会環境への適応に障害となっていることも知られていました。この原因の一つとして、私たちの研究から示されたのは、自閉症者は明確な課題場面では誤信念課題を解くことができるが、定型発達者とは異なり、課題が設定されていない場面で相手の心の状態を自発的に追い、それを用いて行動予測を行う傾向が弱いという可能性です。もし心の理論を計算する能力を持っていたとしても、日常場面でそれを素早く、自発的に使う傾向が弱いのであれば、対人コミュニケーションに困難さが見られるようになると考えられます。

次に、自閉症者の模倣障害について議論しました。旧来の研究では、自閉症児は標準的な模倣課題に通過しにくいことが報告されていました。しかしながら、よりきめの細かい実験研究が積み重ねられた結果、自閉症者は目的のはっきりとした模倣（道具の使い方をまねすることなど）は比較的容易にできること、他者の行動から目的を読み取ることは可能であることが示されています。一方、自閉症者では、表情などの他者の行動を自発的にまねる傾向が弱いことも示されていました。しかし、課題や教示を工夫して、相手の顔や動きに注意が向くようにデザインされた実験場面を用いると、自閉症者も定型発達者と同じような自発的な模倣を示すことも示されています。そこで、自閉症者の模倣の困難さは、ミラーニューロンなどの自他マッチングを行う神経メカニズムの障害ではなく、他者の動きに自発的に注意を向けること、他者の動きを自発的にまねることが見られないことによるものではないか、と考えられます。

最後に、自閉症者の視線処理について議論しました。目と目を合わせることの困難さは、自閉症の診断にも使われる特徴的な臨床像ですが、その原因となる認知・神経メカニズムに関しては、様々な議論がなされてきました。また、近年の認知神経科学研究の進展により、自閉症者の視線処理については、次々と新しい知見が報告されています。例えば、自閉症者における顔を認識したり顔に注意を向けたりすることの困難さは、自発的に相手の目を見る傾向の弱さと関連しているかもしれません。しかしながら、この関連は発達的に形成されてきたものであるとも考えられるので、自閉症者に無理矢理相手の目を見せれば社会脳の活動が改善される、というわけではありません。脳機能イメージング研究からも、自閉症者が目を見ることによって引き起こされる社会脳への影響は、定型発達者よりも限定的なものであることが報告されています。

また、自閉症者は自分に向けられた視線に対する反応性が定型発達者と異なることも示されています。定型発達者では自分に向けられた視線によって顔処理や他の社会的情報処理が促進される「アイ・コンタクト効果」が見られますが、自閉症者ではこのような効果は見られません。しかしながら、自閉症者は自分に向けられた視線に対する感受性が全くないわけではなく、例えば自分に向けられた視線に反応して覚醒度が上がる、すなわち、より目の覚めた状態になることが報告されています。これは、アイ・コンタクトに対する反応性は存在しても、それと社会脳との間の適応的な連絡が獲得されていない可能性を示し、社会脳の非定型発達に由来するのではないか、と私は考えています。さらに、自閉症者は相手がどこを見ているかを理解することには問題がなく、相手の視線方向に注意を動かす傾向も見られますが、それを社会的な学習や心の理論など、他者理解やコミュニケーションと結びつける傾向が見られません。これも、視線処理の障害ではなく、他者の視線とその「社会的な意味」との関連を自発的に読み取る傾向の弱さに由来するのではないか、と考えられます。

これらの研究から繰り返し示されているのは、自閉症者は社会脳の「自発性」が弱い、という傾向です。特に高機能自閉症者と呼ばれる、認知や言語の発達に困難を抱えていない自閉症者は、心の理論や模倣、視線理解などを使い、実験場面で実験者の質問に答えることには大きな困難さを示しません。しかし、定型発達者は同じような注意や認知処理を、課題や教示なしでも自発的に素早く行うのに対し、自閉症者ではそのような傾向が弱いことが、一貫して報告されています。このような、自発的な社会的認知が見られなければ、発達の過程で他者に積極的に働きかけ、他者について学習する機会が、定型発達者よりも少なくなり、結果的に社会脳の発達に違いを見せるのではないか、と考えられます。この「自発性」の問題については、次章でもう少し詳しく議論します。

コラム10　自発性

本書の中で、「社会脳の自発性」というキーワードを何度か用いています。自発性とは、「教示に基づいた反応ではなく、環境に応じて自然に駆動される認知・行動の様式」と定義していますが、「環境」や「自然に」をどのように定義すればよいのかなど，問題を抱えており，もう少し概念的に整理が必要であることも自覚しています。この「自発性」がどのような認知・神経メカニズムに基づいているのか，どのように発達するのかについての理論的な考察は，次章の冒頭で詳しく議論していますが，ここでは，なぜ私が「自発性」という用語を用いているのかについて，簡単に説明（弁解？）しておきたいと思います。

本書で述べられている自発性と同じようなニュアンスで，「自動的」や「潜在的」という言葉が使われることもよくあります。しかし，例えば「自動的」とは意識的な制御が困難であること，「潜在的」は顕在意識に上らない処理であることなど，両者とも「意識的な制御」に対立する概念として用いられる傾向が見られます。一方，「自発的」とは，教示によって引き起こされたものではない，ということであり，その処理が意識的に抑制可能かどうか，または意識に上るかどうかについては，特に問題としていません。

乳幼児を対象とした研究では，ある行動を意識的に抑制したかどうか，ある行動が意識に上ったかどうかを調べることは，不可能とは言わないまでもきわめて困難です。一方，特に乳児研究では，言語教示によらず，実験場面に対する乳児の自然な反応を見ているので，これらの研究で見られた行動は「自発的」である，ということができます。また，成人を対象とした研究においても，ある実験場面において観察された自然な行動は，それが意識的に抑制できる（つまり自動的でない）ものであっても，意識できる（つまり潜在的でない）ものであっても，自発的な行動として定義することができます。

こういった点から，日常場面で見られるような自然な社会行動，その基盤となる脳神経メカニズムを，「意識」や「自己意識」という困難な問題を迂回しつつ考える上で，「自発性」という概念はとても便利です。ただし，意識は心理学や脳科学が扱うとても重要な問題の一つですので，社会脳の自発性が意識とどのようにかかわっているのかについては，今後，研究が進められる必要があります。

4　社会と脳との相互作用

ヒトの脳は、養育者に守られて育ち、将来的に社会に出て文化を身につける上で必要な様々なことを学習できるように、準備された状態で生まれてくるように見えます。定型発達の過程で、乳児はただ受動的に社会的な環境を学習するのではなく、他者の視線や動きなど関連のある情報に素早く注意を向け、視線を向けたり手を伸ばしたりします。例えば、相手の目の位置に視線を向け、しかも自分に向けられた視線を好むという行動は、養育者との間にアイ・コンタクトを成立させ、そこから始まる顕示—参照行動に基づいたコミュニケーション・システム、自然な教授法を成立させる基盤となります。さらに、心の理論に関しても、乳児はそれをただ学習し理解するだけではなく、その情報を使って新しい言葉を学習したり、相手を助けに行ったりもします。このように、他者に関する情報を自発的に素早く読み取り、その情報を使って他者にかかわっていく行動は、社会的な場面で相手からの反応を引き出したり、共同作業を行ったりすることによる社会的学習の頻度を高め、社会的認知のさらなる発達につながっていきます。このような自発的な社会行動を発達初期から見せることは、ヒトが社会や文化という複雑な環境を効率よく学習し、適応的にふるまうために不可欠なものであると言えるでしょう。

一方、自閉症児は、視線や他者の動き、心の理論などの社会的な情報を処理する能力を獲得したとしてても、定型発達児のようにそれを自発的に使う傾向は見られにくいことが、これまでの研究から明らかとなってきています。このような、相手が何を見ているか、何をしているか、何を考えているかといったことに「自然と注意が向く」傾向は、定型発達者にとっては当たり前のものであるため、こういった自発的な社会的認知の重要性は、自閉症者を見るまでは気づきにくいものであるように思われます。しかしながら、自閉症者本人や、自閉症者にかかわった経験のある人々にとっては、自閉症者に「社会的な場面で何に注意を向け、どうふるまったらよいか」という訓練をしたとしても、現実場面でその訓練した能力を使いこなすことは難しいことが理解できるでしょう。ではどうしたらよいのか、という答えがすぐに出せないのはもどかしいですが、少なくとも、社会的な情報処理の方法が「わかっているだけでは使いこなせない」という現象が、どのような脳機能の発達によって引き起こされるかを理解することが、自閉症へのより有効な療育や支援の手法の開発、さらには自閉症者が暮らしやすい環境整備へつながっていくのではないかと期待しています。

ヒトの脳は、他者からの助けなしに発達することはできません。養育者から食べものや身の安全を確保してもらうだけでなく、絶え間ないコミュニケーションによって繰り返し情報を与えてもらい、他者について、社会について、さらにはその社会に特有な文化について、時間をかけて学ぶ必要があります。親などの養育者を初め、様々な他者とのかかわりがあって初めて、社会脳が発達するのです。また、ヒトの社会も、ヒトの脳の特性に基づいて構築されています。ヒトが自然にコミュニケーションを行い、教えたり学んだり、協力したり取り引きしたりできるのは、ヒトの脳が自発的に対人相互作用やコミュニケーションに必要な情報を読み取り、素早く反応できるからです。そういった自発的な社会的認知に困難を抱える自閉症者は、社会的な行動を行う上で大きな困難を抱えてしまいます。ヒトの脳機能について理解を深めることは、ヒトの脳が構築している社会を理解する上でも重要な視点を与えてくれます。社会脳研究は、こういった脳と社会との相互作用、そのダイナミクスを知る上で、今後も重要な研究分野であり続けるでしょう。

次章では、社会脳研究の「未来」について議論します。冒頭に述べたように、社会脳研究、社会神経科学はまだ若い研究分野であり、特に社会脳の発達についてはわかっていないことのほうがはるかに多い、と考えてよいと思います。そこで、最後に本書で取り上げられた問題のうち、今後さらなる研究が必要な分野、今後さらに発展が見られると思われるトピック、社会脳研究の「フロンティア」について、私見を述べたいと思います。

第12章　社会脳研究のフロンティア

1　自発性をモデル化する

これまでにご紹介した定型・非定型発達研究から浮かび上がってきた理解の中で、私が最も興味深いと思うものの一つは、社会脳の「自発性」です。乳児研究において、赤ちゃんが最も複雑で高次な社会的認知を見せるのは、彼ら・彼女らが実験場面に十分に興味を持ち、自発的に情報を探ったり、他者にかかわろうとしたりする時です。赤ちゃんはただ受動的に与えられた情報を学習するわけではなく、自発的に他者との相互作用を行うことによって効率のよい社会学習を行います。例えば、大人からのコミュニケーションに関連する刺激を検出することで学習するべき場面を理解し、そこで大人から与えられる手がかりを選択的に検出し、他に注意を引くものを時には無視することにより、「自然な教授法」というコミュニケーション・システムに基づいた学習を行うことが可能になります。さらに、教示に基づいた「心の理論」課題に通過する四歳前後よりもはるかに早い段階で、乳児は心の理論を自発的に用いて、言葉の学習を行ったり、他者を手助けしたりすることも知られています。こういった社会行動を行うためには、社会的な情報を認識する能力だけでは不十分であり、社会的な情報を自発的に収集し、それに基づいて他者の行動を予期したり、それに基づいて自分の行動を調整したりといった「自発性」が必要となります。

一方、自閉症児の研究でも、この「自発性」の問題が繰り返し浮かび上がってきます。ある程度言葉の発達が見られる自閉症児・者は、心の理論の有無をテストする「リトマス試験紙」である誤信念課題にも通過することが知られていますが、こうしたいわゆる高機能な自閉症児・者も、定型発達では二歳前後から見られるような、自発的に誤信念を理解し、それに基づいて他者の行動を予測する、という行動は見せません。また、自閉症児は、目的のはっきりした行動の模倣には困難を示しませんが、表情などを自発的に模倣する傾向が弱いことも知られています。こういった自発的な模倣は、課題を工夫して他者の動きへの注意を高めることによって、自閉症児にも見られる場合があることが示されています。視線処理においても同様で、自閉症児は視線方向を理解することはできても、自分に向けられた視線に気づいたり、参照的な視線を使って言葉の学習をしたりという傾向は見られにくいことが報告されています。このように、自閉症児は、社会的な認知を行う能力を持っていても、実際の社会的場面でそれを自発的に用いることが困難であるため、「今、社会的な問題のうちの何を理解するべきか」という教示を与えられない、実際の社会的な場面では、適応が困難になるのではないか、とも考えられます。

社会脳研究が次に解かなければならない問題は、社会的認知の「自発性」がどのような脳神経メカニズムによって実装されているのか、それがどのように発達するのか、自閉症ではなぜ社会的認知の自発性が見られにくいのか、というものです。今のところ、この問いに関しては少なくとも三つの立場があるように見えます。それぞれのモデルは、第1章で取り上げた脳機能発達に関する三つの説と対応づけて考えることが可能です。

一つ目の立場はモジュール説に対応したもので、定型発達者の脳には社会的認知に特化した生得的なモジュールが存在する、というものです[55]。社会的認知に関連する刺激はこのモジュールに入力され、そこで自動的に処理されて社会的な理解や反応を引き起こす、と考えられます。この説に基づくと、自閉症は社会的認知を行う脳内のモジュールの選択的な欠損として説明されます。つまり、高機能自閉症者など、ある程度の社会的認知を行うことのできる自閉症者は、モジュールの欠損を学習によって獲得された、より効率の悪いメカニズムで補償しているが、この補償的なメカニズムは生得的なモジュールと違って自動的に駆動されないため、自発的な社会的認知が起こらない、とされます。これは単純でわかりやすいモデルであり、特に成人期の行動特徴を説明するモデルとしてはうまく機能しているように見えます。しかし一方、脳の可塑性を考慮しておらず、定型・非定型発達を説明するモデルとしてはさらなる洗練が必要でしょう。

二つ目の立場は熟達化説に対応したもので、社会的認知の自発性を「社会的動機づけ」として説明するものです[38]。この説に基づくと、定型発達児は社会的な行動を取ろうとする内在的な動機づけを持っており、それに基づいて自発的に他者とかかわろうとする、と考えられます。その結果、社会的な情報を繰り返し学習することにより、さらなる社会脳の熟達化がなされることになります。一方、自閉症児は社会的な動機づけを持っていないため、社会的な情報に自発的にかかわることが少なく、結果的に社会的な認知の熟達化がなされない、ということになります。この説は直感的であり、自発的な社会的認知課題と明示的な社会的認知課題との間での自閉症者の反応性の違いをうまく説明しているように見えます。しかし、この「動機づけ」がどのような脳神経メカニズムによって実装されているかについては、よくわかっておらず、議論が分かれています。例えば、動機づけは一般的なものであり、報酬系の活動に基づく学習によってなされるという立場もあれば、社会的な行動に対する動機づけと、それ以外の行動に対する動機づけは、別々の脳神経メカニズムによって実装されている、という立場もあります。この「動機づけ」の問題をどのように定式化し、実証可能な形で検証するかが、今後の課題であると言えます。

三つ目の立場は相互作用説に基づくものであり、社会的認知の自発性は、生得的な認知バイアスに基づいた社会的な情報の選択的学習により、社会的な情報が顕著性の高い刺激として選択的に学習されることによって引き起こされる、というものです(131)(138)。この説に基づくと、定型発達児は、皮質下の構造に基づいた社会的な刺激への反応バイアスと、皮質の構造との相互作用による学習の結果、社会的な情報処理に関連する情報が、注意を引く、あるいは「目立つ」ものになっている、と考えられます。これにより、社会的な情報を選択的に知覚し、処理するため、あたかも社会的な認知を自発的に行っているようにふるまう、というものです。また、この説からは、自閉症児は皮質下の構造による反応バイアス、もしくはそれらと皮質構造との連絡路の障害により、社会的な情報に関して、顕著性を高めるほどの選択的な学習が行われず、つまり「目立つもの」として学習されないため、結果的に自発的に社会的な情報に注意が向くことがなくなる、というものです。この説は、社会脳の定型・非定型発達、さらには社会脳の自発性と自閉症におけるその障害についてうまく説明することができますが、この説が仮定している発達初期の皮質・皮質下の構造の相互作用が、実際にはどのように行われているのかについての実証データが不足しています。

これら三つの説は、成人期の行動や脳機能については、ほとんど同じ予測を行うように見えます。例えば、相互作用説が予測するような専門化された皮質領域は、モジュール説が想定する生得的なモジュールと同じような機能を示すと考えられます。また、これらの適応的・自動的な処理が認知的な処理だけでなく、それにともなった感情的・生理的反応の生成などにもかかわっているとすれば、それは「動機づけ」と呼んでもよいかもしれません。しかし、第1章で議論したように、これらの説は社会脳の定型・非定型発達に関しては異なる予測を導きます。今後の発達研究、自閉症研究により、社会脳が定型発達の過程でどのように「自発性」を獲得するのか、自閉症ではなぜそういった発達が起こりにくいのかについて、新たな知見が得られることが期待されます。そうした知見は、ヒトの社会行動のよりよい理解につながるだけでなく、自閉症の社会環境への適応を支援できるような療育・支援システムの開発にもつながるのではないでしょうか。

コラム11　オキシトシンと自閉症

オキシトシンとはホルモンの一種であり、主に子宮収縮や乳汁の分泌を促す働きがあることが知られています。また、オキシトシンの受容体は脳内の神経細胞、特に皮質下の構造に存在することも知られており、哺乳類の母子間の愛着や社会行動にも影響を与えていると考えられています[74]。オキシトシンは血液脳関門を越えることができないので、口や血管から摂取しても脳に届くことはありませんが、鼻からスプレー状にして吸入することにより、嗅覚の経路を通じて脳に直接届けることができます。

このような「オキシトシン・スプレー」（正確にはオキシトシンと同じ機能を持つ合成ホルモン）を鼻から吸入することによって、社会的な場面で相手を「信頼」する傾向が強くなったり[87]、相手の目を見る傾向が強くなったりすることが報告されています[64]。さらに、自閉症者を対象とした研究でも、オキシトシン・スプレーを吸入することにより、社会的なゲームで自分に協力的な相手を見分け、好んで選ぶようになったり、相手の目を見る傾向が強くなったりすることが報告されています[10]。なぜこのようなことが起こるかはまだわかっていませんし、オキシトシン・スプレーの効果も数十分から数時間で消えてしまう一時的なものなので、臨床や治療への適用可能性は全くの未知数ですが、とても興味深い現象です。脳内でのオキシトシン受容体を持つ神経細胞が、こういった自発的な社会行動にどのようにかかわっているのかを研究することにより、社会脳の自発性がどのような生物学的基盤に基づいて行われているのか、理解が深まるかもしれません。

2　社会環境を定量化する

冒頭で述べたように、本書で紹介した社会脳研究は、ヒトを対象とした実験研究に基づいています。ヒトの社会構造の複雑さや特異性を考えると、サルやネズミ、ショウジョウバエなどの他のモデル動物だけではなく、実際にヒトを対象とした研究を行うことが重要であると、私は考えています。しかし、ヒトの研究には、他のモデル動物を使った研究にはない、大きな制約がいくつもあります。そのうち、発達研究において最も致命的なのが、ヒトの生育環境を実験的に操作するわけにいかない、という点です。例えば、杉田陽一が行った実験[155]で、サルの赤ちゃんに一切顔を見せないまま育て、初めて顔を見せた時の反応を調べる、というものがあります。この実験では、サルの赤ちゃんは、他のヒトやサルが見えないように隔離された場所で育てられ、飼育にあたる研究員は顔が見えないように全員マスクをかぶっていました。こういった研究は、誕生後に顔を見る経験の有無が、脳における顔処理にどの程度かかわっているかを調べるためにはとても有効です。しかし、ヒトの赤ちゃんを対象に同じ実験を行おうとする人はいないでしょうし、もちろん同意する親もいないでしょう。当然のことですが、倫理的な規制により、そのような研究を行うことは禁止されています。一方、これは、研究面から考えると、ヒトの社会脳の発達に生後の環境がどのような影響を与えるかについて、直接的な仮説検証実験を行うのは不可能である、ということも意味します。しかしながら、第1章で議論したように、社会脳の発達についての異なる理論を比較する際、社会的な環境が社会脳の発達にどのような影響を与えるか（あるいは与えないか）について研究することは、きわめて重要です。

この問題に立ち向かうため、私たちの研究グループでは、アイ・コンタクト効果の発達に焦点を絞り、二つの実験を始めています。一つめの実験は、目の不自由な母親を持つ赤ちゃんの発達を縦断的に追いかけるものです。こういった環境で育つ赤ちゃんは、目の見える母親に育てられる赤ちゃんよりも、アイ・コンタクトを経験する頻度がきわめて低いと考えられます。この赤ちゃんは、アイ・コンタクトの処理に関する脳機能をどのように発達させるでしょうか。生後の環境が脳機能発達に影響しないと仮定するモジュール説は、これらの赤ちゃんは目の見える母親に育てられた赤ちゃんと全く変わらないアイ・コンタクト処理を発達させると予測します。一方、生後の環境における学習を重視する熟達化説は、これらの赤ちゃんはアイ・コンタクトをほとんど経験しないため、アイ・コンタクト処理を発達させないと予測します。また、生得的な反応バイアスと皮質における専門化の相互作用を仮定する相互作用説は、これらの赤ちゃんは最初のうちは目の見える母親に育てられた赤ちゃんと同じようなアイ・コンタクト処理を見せるが、発達にともない、目の不自由な母親とのコミュニケーションに特化した、非定型なアイ・コンタクト処理の発達を見せると予測します。このように、特殊な環境で育つ赤ちゃんの発達を研究することにより、生後の社会環境が社会脳の発達に与える影響を検証することが可能になるのです。ちなみに、一九七〇年代、八〇年代に行われた行動研究の結果からは、目の不自由な母親に育てられた赤ちゃんは、目の見える母親に育てられた赤ちゃんと遜色ない定型発達を見せること、しかし、母親との相互作用では独特なコミュニケーション行動を見せることが報告されています。[4][30][164] さらに、私たちの研究により、これらの赤ちゃんにおける認知・脳機能発達の様相が明らかとなることを期待しています。

もう一つの実験は、日本を初めとした東アジアの文化圏と、英国などを初めとした西ヨーロッパ文化圏との間での、アイ・コンタクトに関する文化差を利用したものです。ご存じの方も多いと思いますが、ヨーロッパやアメリカでは、相手と面と向かって話をする時、日本よりも長くはっきりとしたアイ・コンタクトを取るのがマナーです。日本人からすると、相手をじっと見続けるのは結構つらいのですが、欧米ではそれをしないと「きちんと話を聞いていない」という印象を与えてしまいます。こういった文化的環境で育った結果、例えば日本人は、英国人よりも短く、頻度の低いアイ・コンタクトの経験をしてきていることになります。このように異なる文化差によるアイ・コンタクト経験の違いは、社会脳の発達にどのような影響を与えるのでしょうか。この問いに関して、モジュール説、熟達化説、相互作用説の三者は、目の不自由な母親に育てられた赤ちゃんの事例と同じように、それぞれ異なった予測を導きます。

この二つの例が示しているのは、適切な事例を見つけることができれば、ヒトの社会脳の発達に関する環境の影響について、実験的に検証することが可能となる、ということです。こういった研究は、モデル動物で得られた知見とヒトの知見を比較する上でも、さらに、ヒトにしか見られない特異的な行動の発達について研究するためにも、きわめて強力な研究手法となるでしょう。さらに、もし社会的な環境の影響を定量化することができれば、それは科学的な理解の深まりを超えて、教育や臨床場面への適用に大きく近づくことになります。つまり、社会的な環境のどの側面を、どのように調整すれば、社会脳の発達に影響を与えることができるかを明らかにすることにより、どのような働きかけ、どのような環境の整備が、社会脳発達の「支援」につながるのかについて、実証データをもとにした開発・実践が可能となるからです。こういった研究は通常の認知神経科学研究、発達心理学研究などに比べて手間と時間のかかるものになりがちであり、さらに、仮説検証に適した発達の場面を探すことは決して簡単ではありませんが、今後、多くの研究者が取り組むべき課題であると思います。

3　社会脳の初期非定型発達

自閉症を対象とした発達研究を行う上で最も大きな問題の一つは、自閉症が行動によって診断される障害である、というものです。ウィリアムス症候群やダウン症候群などとは異なり、自閉症を診断できる遺伝子検査は存在しません。つまり、自閉症は、その行動特徴がはっきりと定着し、行動による診断が可能となる三～四歳以前には存在しないのです。しかしながら、自閉症児が診断日までは定型発達を見せ、診断を受けることによってある日突然「自閉症」になるわけではありません。親から聞き取った生育歴や、赤ちゃんの頃のホームビデオを検証すると、後に自閉症の診断を受ける子どもは、発達の初期から定型発達児とは異なる行動を見せることがあるのです[95]。しかしながら、こういった行動のうちどれが診断に結びつくのか、どれが後に出てくる社会行動の困難さにつながるのかについては、ほとんどわかっていません。この問題を解決するには、自閉症児の発達を、自閉症と診断される前から検証する必要があります。しかし、これは簡単ではありません。現在、大きく分けて二つのアプローチにより、研究者はこの問題に立ち向かっています。

一つめの手法は、大人数の子どもの発達を調べるというものです。コホート研究と呼ばれるこの手法では、地方行政などと連携して大きなチームを組み、数千人から数万人、時にはもっと大規模な集団を対象に発達検査を行います。一般人口における自閉症の発症率から換算すると、千人の赤ちゃんを検査すれば、おそらく十人程度が自閉症と診断されるので、数千人程度の集団を検査すれば、おそらく数十人の自閉症児の発達を追うことができます。日本でもこうしたコホート研究が行われています[89]。この手法は医学的・疫学的には最も妥当な手法ですが、何分規模が大きいので、詳細な認知・神経科学研究を行うには適していません。例えば、毎年数千人の赤ちゃんを研究室に呼び、脳波計測を行うというのはかなり困難です。

もう一つの手法は、自閉症の「家系性」をもとにした研究です。第7章で議論したように、自閉症児のきょうだいが自閉症と診断される確率は、一〇パーセント前後であることが知られています。そこで、例えば自閉症児を兄・姉に持つ赤ちゃんを一〇〇～二〇〇人追跡調査すれば、そのうちの一〇～二〇人程度は自閉症の診断を受けることになります。数百人規模の調査は、赤ちゃん研究としてはかなり大型ですが、数千人を調査する必要のあるコホート研究と比べたら、一〇分の一以下の規模の研究として行うことが可能となります。日本では、この“Infant Sibling Study”(赤ちゃんきょうだい研究)と呼ばれる研究[47]を行っているチームは私の知る限りまだ存在しませんが、北米やヨーロッパでは、すでに複数のチームが大規模な研究を進めています。私の所属する研究機関でも、ヨーロッパ初の試みとして、これらの乳児の脳機能を縦断的に計測しています[48]。

この赤ちゃんきょうだい研究にも、いくつかの大きな問題があります。最も大きいものは、倫理的な問題です。これらの研究では、自閉症の診断につながると考えられる検査を行いますが、それらの検査結果のうち、どれが自閉症の診断を予測するのか(あるいはしないのか)は、赤ちゃんが育って三〜四歳となり、確定診断がなされるまではわかりません。つまり、研究に参加する赤ちゃんには、早期発見・早期診断という直接のメリットがないのです。すでに自閉症児の兄・姉の育児に大変な両親や家族に、それに加えて赤ちゃんきょうだい研究に協力してもらうという負担を掛けても、直接結果を返せないのは残念なのですが、後につながる成果を得るためにも、理解を得て研究に協力してもらう必要があります。ただし、アメリカの研究機関などでは、赤ちゃんきょうだい研究を早期診断・早期治療のプログラムと組み合わせることにより、こうした倫理的、実際的な問題を少しずつ克服しようとしているようです。

もう一つ大きな問題は「代表性」と呼ばれる問題です。第7章でも議論したように、世の中にいる自閉症者のうち、親やきょうだいが自閉症である人の割合は一〇人に一人程度であり、残りの九人は、家族に自閉症者がいない家に生まれてくる、という計算になります。そこで、自閉症人口の一割前後を占めるに過ぎない、自閉症児を兄・姉に持つ自閉症児から得られた知見が、自閉症全体をどの程度うまく説明できるのかには、疑問が残ります。その点では、人口全体を対象とするコホート研究に分があります。この二つの手法は、互いに補い合う必要があると言えます。

しかし、一方で、赤ちゃんきょうだい研究からは、思いがけない発見も報告されています。例えば、ヒトの動きを理解しようとする時の脳活動をｆＭＲＩで計測し、自閉症児、自閉症児を兄弟姉妹に持つ定型発達児、自閉症児を家族に持たない定型発達児の三群を比較した研究[80]では、①自閉症児のみに特徴的な活動パターンに加えて、②自閉症児と自閉症児をきょうだいに持つ定型発達児の両者で共通の活動パターン、さらに、③自閉症児をきょうだいに持つ定型発達児のみに特徴的な活動パターン、という三通りの脳活動が確認されました。①は自閉症の臨床像に対応した脳活動、②は自閉症の「家系性」に対応した活動であると考えられますが、③はどのように考えたらよいのでしょうか。マーサ・カイザー（Martha D. Kaiser）らは、これは自閉症からの「保護因子」に対応した脳活動である、と議論しています。つまり、自閉症をきょうだいに持つ定型発達児は、遺伝的・家系的に自閉症になりやすいリスクを持っているにもかかわらず、脳の他の部位での機能が「補償的」あるいは「保護的」な発達を見せるため、自閉症の臨床像を持たないのではないか、という可能性が示されたのです。この説はまだ新しく、さらなる検証の必要がありますが、自閉症の発達における多様性を現し、さらには自閉症のリスクを持つ子どもへの介入・治療のターゲットとして応用できる可能性もあります。今後の研究に期待が持たれるトピックです。

4　社会脳プロジェクトは続く

本章で取り上げた「フロンティア」は、私が個人的に関心を持っているものであり、今まさに多様な発展を遂げている社会神経科学の一例に過ぎません。他にも、例えばインターネットやソーシャル・ネットワークなどの新しいコミュニケーション・メディアが社会脳の発達にどのような影響を及ぼすのか、といった話題は、多くの人々の関心をとらえて離さない問題です。

ブラザースが社会脳プロジェクトを提案してから二〇年、私が直接携わっている発達科学に関連した分野だけを見ても、社会脳研究は目覚ましい発展を遂げています。さらに、社会神経科学の発展はとどまることを知らず、法学や倫理学、情報工学やロボット工学を巻き込みながら、より学際的な分野へと変容を遂げつつあります。こういった他分野と交わる場所で、今後も次々と新しい問いが生まれ、新しい社会脳研究の流れが生み出されていくのでしょう。一〇年後あるいは二〇年後、さらに進んだ社会脳の機能や発達の理解は、ヒト社会にどのような影響を与えるのでしょうか。また、絶え間ない技術革新によって急速に変容するヒト社会は、社会脳の発達をどのように変容させるのでしょうか。ただ一つ私が確信を持って言えるのは、ヒトが社会的な動物である以上、社会と脳との接点を研究する社会脳研究は今後も重要で、新しい発見に満ちた、刺激的な研究分野であり続けるに違いない、ということです。

補論　脳の発達研究ができるまで

1　心（脳）を研究するということ

第1章の冒頭で、ヒトはみな、生まれながらにして心理学者である、と述べました。ヒトは、自分や他人の行動を、目に見えない「心」の働きであるという理論、「心の理論」を用いて理解・予測します。心理学者や脳科学者も、ヒトやそれ以外の動物の行動を、「心」あるいは「脳」の働きであるとして、脳がどのように働くのかについての研究を行っています。それでは、ヒトが自然に行う「素朴心理学」と、科学者が行っている心理学・脳科学とは、いったい何が違うのでしょうか。

脳科学研究については、本が数多く出版されていますし、新聞や雑誌などで記事として取り上げられることも多くなってきました。しかしながら、そういった記事で取り上げられるのは研究の成果、あるいは実験結果から導かれた結論の部分がほとんどであり、それがどのような条件で、どのような研究手法により導かれたものであるかについては、ほとんど議論されることがありません。学術書や教養書であれば、脳科学の方法について書かれたものも多くありますが、その中心は「脳の活動をどのようにして測るか」という、脳波やｆＭＲＩなどの計測技術に関するものになっているように見受けられます。もちろん、これらの計測技術について知ることは、現代の脳科学について理解するために不可欠であり、重要です。本書でも、第1章で、いくつかの代表的な脳機能計測技術について、簡単な解説を行いました。

一方、直接観察できる行動や脳機能計測によって測られる神経細胞の活動から、直接観察できない「心」の働き、あるいは脳の機能をどうやって知ることができるのか、という問題については、学術書や専門誌レベルでしか議論されることがなく、科学者以外にはわかりにくくなっているように見えます。しかしながら、この問題の存在や、心理学者・脳科学者がこの問題をどのように扱っているかを知ることは、脳科学の成果や、その限界について理解するためにも、また、その成果を応用しようとする際にも、とても重要なことであると、私は考えます。

2　理論と実証

脳機能について研究する科学者が最初にすることは、理論をもとに仮説（作業仮説）を立てることです。理論とは、脳科学においては脳や心の働きについて説明する枠組みです。本書で述べてきた脳機能発達のモジュール説や熟達化説、相互作用説など、ある程度明確に定義された理論もありますし、もう少し直感的な、「素朴心理学」に近い理論も数多く見られます。研究者は、こうしたすでにある理論、あるいは、過去の研究の蓄積や「直感」、日常経験、臨床経験に関する深い洞察などをもとに自らつくり出した理論に基づき、作業仮説をつくります。作業仮説とは、理論よりももう少し具体的なものであり、具体的な予測を導くものである必要があります（この理由は少し後で説明します）。例えば、「脳は場所ごとに異なる役割を果たしている」というのは理論ですが、作業仮説は、「紡錘状回という脳部位は、ヒトの顔を処理する役割に特化されている」という程度には具体的です。また、後者からは「ヒトの顔を処理している時にだけ、紡錘状回が活動する」という予測を立てることができるのに対し、前者から具体的な予測を立てることは困難である、という違いがあります。作業仮説は、日本語や英語などの自然言語によって表されることもありますし、もう少し厳密に、数式を使って表されることもあります。脳科学の中では、心理学に近い研究では自然言語、経済学や動物行動学に近い分野では数式を使って表された仮説を用いることが比較的多いように思います。

もう一つ重要なこととして、科学者の仕事は「まだわかっていないことを研究する」ことなので、他の研究者が発表している関連論文を調べて、自分の仮説がすでに他の研究者によって調べられていないかどうか、確認します。誰も調べていない仮説であれば、全く新しい研究ということで行う価値がありますし、すでに手がつけられている仮説だとしても、複数の研究の間で議論が分かれており、結論が出ていない場合、また、過去の研究の手法や論理展開に問題があり、結論が「疑義に足りる」場合には、同じ作業仮説について研究を行うことにも価値があります。

次は、作業仮説とそれを否定するより単純な仮説（帰無仮説）が異なる予測を導くような状況を考えます。例えば、先の例では、「ヒトが顔、顔以外のもの、もう少し単純な視覚刺激（色や線のパターンなど）を見ている際の、紡錘状回の活動を記録する」という状況が考えられます。この場合、作業仮説は「紡錘状回は、顔を見ている時に、ものやそれ以外の視覚刺激を見ている時よりも、強い活動が見られる」という予測を導きます。一方、帰無仮説は、「紡錘状回は、顔を見ている時も、ものを見ている時も、同じような活動を示す」という予測を導くことになります。ここまでできたら、後は実際にその状況を実験的に引き起こし、脳活動を記録すれば、作業仮説からの予測と帰無仮説からの予測のどちらが正しいかを調べることができます。これが「実験」、もう少し正確には「仮説検証実験」になります。仮説を立てるところまでは何とかなっても、このように具体的な予測を導き、しかもそれが帰無仮説から導かれる予測と異なるような実験場面を思いつくのは、多くの場合、そう簡単ではなく、ひらめきや柔軟な発想が必要となります。研究者としての腕の見せどころでもあります。

実験計画を立てる上でもう一つ重要なのが、「統制（コントロール）」という作業です。これは、実験によって引き起こされると予測される結果（効果、測定変数）が、その結果を引き起こすと実験者が考えている要因（操作変数）とは違う、別の要因（干渉変数）によって引き起こされることがないよう、丁寧に実験条件を整える作業のことを言います。例えば、先の例では、ヒトに顔を見せる場合（実験条件）と、顔以外のものを見せる場合（統制条件）との間で引き起こされる脳活動の違いが、ヒトが顔やものを処理することの違いだけを反映するよう、気を配る必要があります。例えば、見せる顔とものの大きさや明るさ、形の複雑さなどが大きく違っていたなら、二つの条件の間で見られる違いが

「顔」と「もの」の違いを反映しているのか、それとも、明るさや大きさ、複雑さなどに対する脳の反応の違いを反映しているのか、わからなくなってしまいます。新しい仮説を生み出すことや、作業仮説と帰無仮説をうまく切り分けられる実験場面を思いつくことに加えて、狙っている働きとは違う要因によって実験が乱されないよう、きめの細かい統制の取れた実験計画をデザインすることも、よい研究をする上では不可欠です。例えば、実際に紡錘状回の顔に対する反応を調べたナンシー・カンウィシャー（Nancy Kanwisher）らは、①顔写真と、いろいろなものの写真との比較、②顔写真と、それを小さく切ってバラバラに並べ替えた写真との比較、③顔写真と、同じくらいの形の複雑さを持つ家の写真との比較、④少し向きを変えた顔写真と、同じ角度から撮られた手の写真との比較、という様々な条件での比較を行い、顔写真のほうが、それ以外の写真よりも一貫して強い紡錘状回の活動を引き起こすことを示しています[82]。

さらに、ヒトやそれ以外の動物を対象にした研究の場合、実験計画が倫理的であるかについても、十分な配慮を行う必要があります。例えば、参加者に不必要な苦痛や不快さを与える実験は許されませんし、参加者が望まない形で実験や調査を行ったり、結果を報告したりすることがないよう、ヒトを対象とした研究の場合、研究者は参加者に（参加者が乳幼児の場合はその保護者にも）事前に十分な説明を行い、同意を得ます。また、参加者の個人情報が、研究に最低限必要な範囲を超えて使われたり、報告されたりすることのないよう、厳密な管理を行います。

ここまでできれば、研究は八割方終わったようなもの、ということもできます。後は実際に実験を行って、予測通りの結果が出るかどうかを見るだけです。予測通りの結果が出れば嬉しいですが、多くの場合、予測通りの結果が出ることはありません。この場合、考えられるのは、作業仮説が間違っているか、実験計画に問題があるか、その両方かのいずれかです。もう一回実験計画を見直したり、仮説を考え直したりして、新しい実験を行います。

実験計画を整え、作業仮説を練り直し、予測通りの結果が出たように見えても、油断はできません。その結果が偶然起こったものではなく、一貫して起こること（再現性）を確認します。脳機能研究に関する実験では、二〇人前後の参加者を募り、それぞれの人に対して実験条件と統制条件とを何度も繰り返し、それぞれの参加者が一貫した効果を見せること、その効果が参加者間で一貫していることの両方を示す必要があります。また、統計的な検定の結果、実験結果が偶然の産物である可能性がきわめて低いことが確認されて初めて、信頼できる（統計的に有意な）実験結果が得られた、と言うことができます。通常、この「きわめて低い」確率は、慣習的に五パーセント以下とされています。つまり、計測しようとしている脳の働きが実は存在せず、偶然によって、得られた実験結果が引き起こされる可能性が、多く見積もっても二〇回に一回かそれ以下しかないような場合、その結果は、作業仮説を支持するものと考えてよいだろう、という「約束」になっているのです。これは、次節で述べる「査読」や「追試」という、仮説の妥当性について検討する次の工程によっても保証されています。

3　議論と評価

さて、新しい仮説を生み出し、うまい実験計画を練り上げ、一貫性のある、統計的に有意な結果を得られたとしましょう。研究者の次の仕事は、「研究成果を他者に伝える」ことです。この過程は、研究成果やその意味、解釈などについて様々な角度から批判や検証を行い、科学的発見の内容をより確かなものにしていくために欠かすことはできません。また、研究成果を他者と共有することにより、新たな研究につながったり、工学や医学、教育などに応用され、世の中の役に立つ技術につながったりする可能性も出てきます。特に、現代の研究者は、自分のポケット・マネーではなく、税金や財団への個人・企業の寄付など、外部からの資金によって研究を行うことがほとんどですので、研究成果を（出資者である）社会に還元することは、研究者の義務でもあります。

研究成果の発表にはいろいろな方法がありますが、基礎科学の場合、最も重要なメディアは「論文（原著論文・研究論文）」です。原著論文には、これまでの研究と比べて当該の研究がどれだけ新しく、意味があるのかについての解説（序論・導入）、どのような条件で実験を行ったかについての詳しい説明（方法）、実験によってどのような結果が得られたか、それが統計的に意味のあるものであるかの説明（結果）、その結果や、それによって支持された作業仮説にどのような意味があるのか、それが脳機能の理解にどのように役立つのか、また、結果を解釈する際に気をつけなければならない点は何かなど、結果から得られる示唆についての議論（考察・結論）、の四つの内容が含まれている必要があります。特に、方法に関しては、それを読んだだけで、他の研究者が同じ実験を行うことができる程度に、詳しく正確に記述する必要があります。

論文が書けたら、それを科学雑誌に投稿します。科学雑誌には、*Nature* や *Science* のように、科学全般に関する論文を発表するものや、生物学、心理学、神経科学などの分野ごとの論文を報告するもの、さらに、それぞれの分野の中でもさらに細かいトピック、例えば心理学の中の発達や認知、社会心理学のそれぞれに専門化したものなどがあります。また、脳機能に関する雑誌は、世界中の人が読めるよう、英語で出版されるものがほとんどですが、日本語など、それ以外の言語で出版される雑誌も存在します。しかしながら、後に述べる理由により、英語以外の言語で書かれた論文は、英語で書かれた論文よりも「インパクトの弱い」ものになってしまいがちです。

雑誌に投稿された論文は、雑誌の編集者による審査（査読）を受けます。編集者は、それぞれの研究分野で優れた業績を持つ、一流かつ経験豊かな研究者が務め、その雑誌に掲載される論文の質に責任を持ちます。また、多くの場合、編集者に加えて、論文に書かれている内容に近い分野で研究を行っており、その分野に詳しい他の研究者（査読者）数人も論文を読み、専門家の見地からコメントを加えて編集者に送ります。査読者は編集者が指名しますが、雑誌によっては、著者が査読者を推薦することもできます。編集者は、査読者からのコメントを参考にしながら、自身の判断で、論文を掲載するか、掲載を拒否するか、または論文の内容の修正を要求するかの判断を行います。

論文が審査されるポイントは、①内容の新しさ、重要性、および、②研究方法や結果の解釈の妥当性、などです。①は、それぞれの雑誌により判断基準が異なります。*Nature* や *Science* に論文が掲載されるには、その研究成果に、自然科学全体、人間の知識全体に大きな影響を与えるくらいの新しさや重要性があることが採択の条件になります。一方、例えば発達心理学に関する雑誌であれば、科学全体へのインパクトはそれほど強くなくても、子どもの心の発達を理解する上で重要な、新しい発見が報告されていれば、採択される可能性があります。

②は、どの雑誌でも厳しく審査されます。例えば、実験の統制が不十分であり、得られた結果が作業仮説だけでなく、もう少しシンプルで、特に新しさもない別の仮説でも同じくらいうまく説明できる場合、実験結果が作業仮説を支持する、という議論が説得力を持たなくなってしまいます。この場合、編集者や査読者は実験のやり直しや追加の実験を行うことを勧めることがあります。また、別の解釈が存在しても意味があるような研究成果の場合、作業仮説に加えて、それ以外の仮説についても論文に書き加え、十分な考察を行うことを要求することもあります。

これらの厳しい審査や、多くの場合は何回かの修正と再審査を経て、編集者が「掲載の価値がある」と判断した場合、論文は採択され、雑誌に掲載されます。こういった査読のシステムがある科学雑誌は、「査読誌（peer-reviewed journal）」と呼ばれることもあります。つまり、これら査読誌に掲載された論文は、結果が新しく、実験が十分に統制されており、結果の解釈が妥当であることに関して、その道の専門家により「お墨つき」を得たものである、と言うことができます。科学の世界では、こういった査読誌に出された結果が最も重要視され、査読のない雑誌や本、そこまで厳密な査読を行わない学会やシンポジウムなどでの口頭発表などは、予備的なものとして扱われます。ただし、査読誌に掲載された論文にも、著者や査読者、編集者の目をすり抜けた誤りや問題点が含まれている可能性もあり、これらは読者が批判的に論文を読んだり、書かれている方法に基づいて追試を行ったりすることにより、明らかになる場合もあります。

査読誌に掲載された論文は、他の研究者に読まれることにより、科学に影響を与えます。ある論文がどの程度科学に影響を与えたかを測るのは簡単ではありませんが、一つの指標として、ある論文が、他の査読誌に掲載された論文に引用された回数、「被引用回数」が用いられています。ある論文の被引用回数、さらに、ある研究者が出した論文の被引用回数の合計が多いほど、その論文・研究者が科学の世界に与えたインパクトは大きい、と言えます。また、一概には言えませんが、*Nature* や *Science* などの一流誌に掲載された論文は、その分野以外の多くの研究者の目にも触れる機会があること、それだけ厳しい査読を通過したよい論文である可能性が高いことなどから、被引用回数が高くなる傾向があります。こういった雑誌ごとの平均的な影響の大きさは、インパクト・ファクター（ＩＦ）と呼ばれる指標として数値化されています。一般に、より専門性の高い学術誌ほど、読者が限られることからＩＦは低めになり、英語以外の言語で発行される雑誌では、さらに読者は少なく、ＩＦは低くなってしまいます。もちろん、論文の評価はそれぞれの被引用回数に基づいて行われるべきですが、研究者としては、ＩＦの高い雑誌に掲載されることが一つの目標になったりします。

4　科学研究を行う利点

何と面倒で、手間と時間のかかる過程でしょう！　ある研究を始めて、それが論文として発表されるまで、私の研究分野では、早くて数ヵ月から一年、数年かかることもあります。しかし、これだけの時間と労力をかけることは、科学研究を行う上で不可欠です。こうした過程は、あるアイディア、ある仮説を鵜呑みにしたり、頭から否定したりする代わりに、現代の理論と技術で可能なぎりぎりのところまで徹底的に批判・検証し、さらにはそうして得られた研究結果を著者・雑誌編集者・査読者（そして時には読者も）がみなで徹底的に吟味し、それでも疑いようのない発見だけを、世の中に流通させるために、科学者がみなで考え、つくり出してきたシステムです。こういった徹底的なふるいにかけることにより、個人の思い違いや偶然の結果、論理的に無理のある解釈や議論などによる、間違いや誤解をできるだけ少なくすることができます。科学研究の成果が信頼に足る最も大きな理由は、こういった厳しい審査・検証に耐えたものだけを世の中に発信してきた実績によるものです。もちろん、今の科学研究のシステムは完璧ではなく、ねつ造されたデータをもとにした論文が世の中に出てきてしまうこともたまにあります。しかしながら、こういったデータのねつ造や嘘などを発見し、修正できるのも、科学研究のシステムが厳密に働いていることの証であると言えます。

新聞などのメディアなどで科学研究の成果が取り上げられる時、こういった研究の実際が紹介されることはありません。もちろん、メディアの役割にはわかりやすく伝えることも含まれますので、こういった、長々と説明の必要な細部が飛ばされてしまうのは仕方のないことです。ただ、問題なのは、査読誌に掲載された成果も、もう少し審査の甘い、学会で口頭発表されたり大学の紀要などに発表されたりした成果も、同じように報道されてしまうことです。もちろん、後者についても、一応の審査は行われていますし、中には素晴らしい研究もありますが、研究の厳密さや議論の妥当性などについて、危ういものもしばしば見受けられます。科学者の端くれとしては、何とかしたいところですが、これをメディア側だけの問題と考えるのではなく、そういった雑な報告や主張に対して、科学者側も目に見える形できちんと批判をしていく必要があるでしょう。少なくとも、本書で紹介した具体的な研究内容に関しては、私の研究もそれ以外も、できる限り査読誌に発表された論文の内容をもとに紹介し、そうでない場合には、そのことを明記しています。

心理学や脳科学の研究成果には、「素朴心理学」で理解できたような気になってしまうものも多いため、その背景にどのような研究があるのかについて、曖昧になりがちです。素朴心理学に基づいたヒトの直感や経験的な理解には、正しいものも間違っているものも含まれるため、体系的な知識としてまとめ、現場に応用できる形にするには、それぞれを客観的に検証し直す必要があります。それゆえ、回り道のように見えても、仮説を明確にし、予測を立て、厳密に統制の取れた実験を行って、心の働き、脳の働きを一つひとつ、コツコツと検証していく仕事こそ、ヒトの脳の働きについて理解するための一番の近道であると考えています。

おわりに

私が自閉症に出会ったのは、サイモン・バロン‐コーエン先生の『自閉症とマインド・ブラインドネス』という本がきっかけでした。当時大学の学部生で、卒業研究のテーマを探していた私は、ちょうど英国で彼の講演を聴き、感銘を受けた、という長谷川眞理子先生の薦めもあり、先に述べた本を初め、バロン‐コーエン先生の論文を何本か読んでみました。ただ、そこに書かれてある自閉症という障害が具体的にはどういうものなのか、あまりピンとこないまま、むしろ彼の提案していた「心の理論」という概念に引きつけられ、まずは大学生を対象に心の理論研究でもやってみよう、という話になり、実験課題をつくっていました。その後、国立特殊教育総合研究所分室という、自閉症児の心理や教育について研究していた機関を見学させていただけることとなり、当時、武蔵野女子大学に勤めておられた大六一志先生に連れられて、分室に伺いました。そこで、当時の室長であった寺山千代子先生、主任研究官であった東條吉邦先生が私の研究に興味を持ってくださり、ちょうどその冬に自閉症児を対象とした調査を行う予定があったため、その調査に合わせて私の課題をやってみないか、という話になりました。当時の私は、自閉症児はもとより子どもとかかわったこともほとんどなく、戸惑いのほうが大きかったのですが、「こんなチャンスは二度とない」という周りの先生方の励ましにも背中を押され、調査に参加させていただきました。

分室に隣接し、研究協力校であった武蔵野東学園は、自閉症児の教育に大きな成果を上げており、当時も今も、数多くの自閉症児が在籍し、定型発達児とともに教育を受けています。私たちの調査も、武蔵野東学園の協力のもとに、学園の校舎内の一室をお借りして、学園の児童・生徒を対象に行われました。ここで、私は初めて自閉症児に出会いました。この時の調査対象は、通常学級で授業を受けることができる自閉症の子どもたちでした。

最初の印象は、「この子たちのどこに障害があるのだろう?」といったものでした。みな挨拶もできるし、礼儀正しいし、課題にもまじめに取り組むし、多少会話がかみ合わないところはありましたが、それ以外には特に問題を感じませんでした。むしろ、自閉症児は「とてもよい子たち」であったことを記憶しています。少しでも予習しようとして見てきた映画「レインマン」に出てくるレイモンドのような子どもは、いないように見えました。しかし、得られたデータを分析したところ、自閉症児は定型発達児よりも、私がつくった心の理論課題に正答するのが難しい、という結果が得られました。何というか、調査会場で受けた印象と、得られたデータとの間にギャップを感じてしまい、「どうして、こんなにきちんとした、よくできる子どもたちが、心の理論のような単純な課題を解けないのだろう?」と、不思議で納得の行かない気持ちになったのを覚えています。その時に受けた強い印象と疑問とが、その後の私の研究者人生を決定づけた、といっても過言ではありません。

その後、私は修士・博士課程を通じて、武蔵野東学園の先生方、国立特殊教育総合研究所分室の分室長を務められ、現在は茨城大学に移られた東條先生との共同研究で、自閉症研究を続けました。より幅広く発達研究を行うようになった現在でも、自閉症研究はライフワークの一つですし、武蔵野東学園、東條先生との共同研究も継続しています。また、英国に渡ってからはバロン‐コーエン先生とも連絡を取るようになりました。偶然の出会いでしたが、きっかけをつくってくださった先生方、当時出会った子どもたち、武蔵野東学園の関係者のみなさまには、本当に感謝しています。

本書の中で述べたように、私は学部生の頃から現在に至るまで一貫して、視線処理を主要な研究トピックの一つとしています。私が大学院で研究を始めた頃、視線研究はマイナーなトピックであり、特に実験心理学や認知神経科学の分野では、日本で視線研究を専門に行う研究者はほとんどいませんでした。指導教官の長谷川寿一先生や、京都大学の板倉昭二先生、友永雅己先生、今は亡き波多野誼余夫先生を初め、多くの先生方に暖かい励ましやアドバイスをいただきましたが、他の研究者からは、「こんな怪しげなトピックではなくて、もう少ししっかりした研究テーマを扱ったほうがよいのではないか」とアドバイスを受けたこともありました。しかし、それから一〇年の歳月が経ち、視線研究は、脳機能、認知、発達、さらには進化についても数多くの研究が報告されており、社会脳研究においても重要なトピックの一つになってきています。私にも、本書で紹介した研究者を初め、世界各国に視線研究の「同志」が数多く現れ、新たな刺激や競争を経験することが多くなってきました。誰もやったことのない、新しい研究を始めるのは勇気が要りますし、既存の研究分野や前例に縛られることの少なくない日本では、特に難しいことであったような気がしますが、常に支えてくださった長谷川寿一先生や研究室の同僚、評価し、励ましてくださった先生方のおかげで、コツコツと研究を続け、成果を上げることができました。

修士・博士課程を通じて自閉症研究を続ける中で、次第に私を悩ませるようになった問題は、自閉症児の社会的認知が定型発達児と違っていたとして、それがなぜか、という問いに答えることができないことでした。私が研究において出会う自閉症児は、そこに至るまでに数年から十数年の人生を経験しており、様々な学習を行っているはずです。さらに、もし自閉症児が定型発達児と異なる認知を行っているなら、それは彼ら・彼女らが社会とどのようにかかわるか、社会が彼ら・彼女らとどのようにかかわるかに影響するはずで、そういった社会的経験の違いと、もっと生物学的な基盤とをどのように切り分けたらよいのか、また、その両者の相互作用をどのように理論化したらよいのか、全く見当がつかなかったのです。この疑問を追い続ける中で、私は、脳機能の発達に関する、「相互作用による専門化（Interactive Specialization: IS）」と呼ばれる理論に出会い、その理論の提唱者である、ロンドン大学のマーク・ジョンソン先生の研究室に移籍しました。私はこの相互作用説を支持していますし、この仮説が脳機能の可塑性と機能局在の両者をうまく説明できる、今のところ一番もっともらしい仮説なのではないか、と考えています。しかしながら、発展しつつある科学の世界では当然のことなのですが、すべての研究者がこの仮説を支持しているわけではなく、本書で紹介したように脳機能の発達に関しては様々な立場があり、論争が続いています。

ロンドンで研究を始めてから六年以上、本格的に移住してきてからは五年の月日が経ちました。

社会脳の発達についての理論化も少しずつですが形になり始め、いくつかの総説論文を書いた後、こうして本としてアイディアをまとめることができました。出版のお話をいただいた東京大学出版会のみなさまには、心から感謝しています。

研究は、人と人との出会いによって動くものです。研究者としても、ヒトとしても大きな師匠たちとの出会い、魅力的で刺激的な共同研究者との出会い、熱心で独創的な学生との出会い。立場を異にする研究者も、よき論争相手として、理論を洗練させたり、新しい実験を生み出したりするためには不可欠です。また、家族や友人といった「社会」も、ヒトとして生きていくためには欠かすことのできない、多くのものを与えてくれます。私は研究者の世界とその周辺しか経験せずに育ってしまいましたが、違う道を歩む人々も、人と人との出会いによって動かされ、社会に支えられて生きているのだと思います。ヒトとして生まれ、社会の中で育ち、その「社会」を研究することのできるありがたさを感じつつ、私の研究が社会に何を還元できるのか、考えつつ、悩みつつ仕事を続けて行ければ、と考えています。

本書を通じた私との「出会い」が、読者のみなさまに何を伝えたのか、その「社会」に何か貢献できたのか、正直私にはわかりません。ただ、こうして本書を手に取っていただき、最後までお読みくださったことに、心より感謝いたします。

二〇一二年春

千住　淳

人名索引

あ行

か行

さ行

た行

な行

は行

ま行

や・ら・わ行

事項索引

さ行

た行

引用文献

1) Abell, F., Happe, F., & Frith, U. (2000). Do triangles play tricks? Attribution of mental states to animated shapes in normal and abnormal development. *Cognitive Development*, **15**(**1**), 1–16.

2) Abrahams, B. S., & Geschwind, D. H. (2008). Advances in autism genetics: On the threshold of a new neurobiology. *Nature Reviews Genetics*, **9**(**5**), 341–355.

3) Adams, R. B., Jr., & Kleck, R. E. (2003). Perceived gaze direction and the processing of facial displays of emotion. *Psychological Science*, **14**(**6**), 644–647.

4) Adamson, L., Als, H., Tronick, E., & Brazelton, T. B. (1977). The development of social reciprocity between a sighted infant and her blind parents. A case study. *Journal of the American Academy of Child Psychiatry*, **16**(**2**), 194–207.

5) Aiello, L. C., & Wheeler, P. (1995). The Expensive-Tissue Hypothesis: The Brain and the Digestive System in Human and Primate Evolution. *Current Anthropology*, **36**(**2**), 199–221.

6) Akechi, H., Senju, A., Kikuchi, Y., Tojo, Y., Osanai, H., & Hasegawa, T. (2009). Does gaze direction modulate facial expression processing in children with autism spectrum disorder? *Child Development*, **80**(**4**), 1134–1146.

7) Akechi, H., Senju, A., Kikuchi, Y., Tojo, Y., Osanai, H., & Hasegawa, T. (2010). The effect of gaze direction on the processing of facial expressions in children with autism spectrum disorder: An ERP study. *Neuropsychologia*, **48**(**10**), 2841–2851.

8) Akechi, H., Senju, A., Kikuchi, Y., Tojo, Y., Osanai, H., & Hasegawa, T. (2011). Do children with ASD use referential gaze to learn the name of an object? An eye-tracking study. *Research in Autism Spectrum Disorders*, **5**(**3**), 1230–1242.

9) American Psychiatric Association. (2000). *Diagnostic and statistical manual of mental disorders* (*4th ed., text revision*), *DSM-*

IV-TR. Washington, DC: Author.

10) Andari, E., Duhamel, J.-R., Zalla, T., Herbrecht, E., Leboyer, M., & Sirigu, A. (2010). Promoting social behavior with oxytocin in high-functioning autism spectrum disorders. *Proceedings of the National Academy of Sciences*, **107**(**9**), 4389–4394.

11) Baird, G., Simonoff, E., Pickles, A., Chandler, S., Loucas, T., Meldrum, D., *et al.* (2006). Prevalence of disorders of the autism spectrum in a population cohort of children in South Thames: The Special Needs and Autism Project (SNAP). *The Lancet*, **368** (**9531**), 210–215.

12) Baron-Cohen, S., Baldwin, D. A., & Crowson, M. (1997). Do children with autism use the speaker's direction of gaze strategy to crack the code of language? *Child Development*, **68**(**1**), 48–57.

13) Baron-Cohen, S., Jolliffe, T., Mortimore, C., & Robertson, M. (1997). Another advanced test of theory of mind: Evidence from very high functioning adults with autism or asperger syndrome. *Journal of Child Psychology and Psychiatry*, **38**(**7**), 813–822.

14) Baron-Cohen, S., Leslie, A. M., & Frith, U. (1985). Does the autistic child have a "theory of mind"? *Cognition*, **21**(**1**), 37–46.

15) Baron-Cohen, S., O'Riordan, M., Stone, V., Jones, R., & Plaisted, K. (1999). Recognition of faux pas by normally developing children and children with Asperger syndrome or high-functioning autism. *Journal of Autism and Developmental Disorders*, **29**(**5**), 407–418.

16) Bateson, M., Nettle, D., & Roberts, G. (2006). Cues of being watched enhance cooperation in a real-world setting. *Biology Letters*, **2**(**3**), 412–414.

17) Beauchamp, M. H., & Anderson, V. (2010). SOCIAL: An integrative framework for the development of social skills. *Psychological Bulletin*, **136**(**1**), 39–64.

18) Blair, R.J.R. (2005). Responding to the emotions of others: Dissociating forms of empathy through the study of typical and psychiatric populations. *Consciousness and Cognition*, **14**(**4**), 698–718.

19) Bloom, P., & German, T. P. (2000). Two reasons to abandon the false belief task as a test of theory of mind. *Cognition*, **77**(**1**), B25–31.

20) Bolhuis, J., & Verhulst, S. (2009). *Tinbergen's legacy: Function and mechanism in behavioral biology*. Cambridge: Cambridge University Press.

21) Brooks, R., & Meltzoff, A. N. (2002). The importance of eyes: How infants interpret adult looking behavior. *Developmental Psychology*, **38**(**6**), 958–966.

22) Brothers, L. (1990). The social brain: A project for integrating primate behavior and neuropsychology in a new domain. *Concepts in Neuroscience*, **1**, 27–51.

23) Byrne, R. W., & Whiten, A. (1988). *Machiavellian intelligence: Social expertise and the evolution of intellect in monkeys, apes, and humans*. Oxford: Clarendon Press.

24) Calder, A. J., Beaver, J. D., Winston, J. S., Dolan, R. J., Jenkins, R., Eger, E., *et al.* (2007). Separate coding of different gaze directions in the superior temporal sulcus and inferior parietal lobule. *Current Biology*, **17**(**1**), 20–25.

25) Call, J., & Tomasello, M. (2008). Does the chimpanzee have a theory of mind? 30 years later. *Trends in Cognitive Sciences*, **12**(**5**), 187–192.

26) Carpenter, M., Pennington, B. F., & Rogers, S. J. (2001). Understanding of others' intentions in children with autism. *Journal of Autism and Developmental Disorders*, **31**(**6**), 589–599.

27) Carrington, S., J. , & Bailey, A. J. (2009). Are there theory of mind regions in the brain? A review of the neuroimaging literature. *Human Brain Mapping*, **30**(**8**), 2313–2335.

28) Cattaneo, L., Fabbri-Destro, M., Boria, S., Pieraccini, C., Monti, A., Cossu, G., *et al.* (2007). Impairment of actions chains in autism and its possible role in intention understanding. *Proceedings of the National Academy of Sciences of the United States of America*, **104**(**45**), 17825–17830.

29) Chawarska, K., & Shic, F. (2009). Looking but not seeing:

Atypical visual scanning and recognition of faces in 2 and 4-year old children with autism spectrum disorder. *Journal of Autism and Developmental Disorders*, **39**(**12**), 1663–1672.

30) Collis, G. M., & Bryant, C. A. (1981). Interactions between blind parents and their young children. *Child Care Health and Development*, **7**(**1**), 41–50.

31) Conty, L., N'Diaye, K., Tijus, C., & George, N. (2007). When eye creates the contact! ERP evidence for early dissociation between direct and averted gaze motion processing. *Neuropsychologia*, **45**(**13**), 3024–3037.

32) Corden, B., Chilvers, R., & Skuse, D. (2008). Avoidance of emotionally arousing stimuli predicts social-perceptual impairment in Asperger's syndrome. *Neuropsychologia*, **46**(**1**), 137–147.

33) Csibra, G., & Gergely, G. (2007). 'Obsessed with goals': Functions and mechanisms of teleological interpretation of actions in humans. *Acta Psychologica*, **124**(**1**), 60–78.

34) Csibra, G., & Gergely, G. (2009). Natural pedagogy. *Trends in Cognitive Sciences*, **13**(**4**), 148–153.

35) Csibra, G., Gergely, G., Biro, S., Koos, O., & Brockbank, M. (1999). Goal attribution without agency cues: The perception of 'pure reason' in infancy. *Cognition*, **72**(**3**), 237–267.

36) D'Entremont, B., Hains, S.M.J., & Muir, D. W. (1997). A demonstration of gaze following in 3- to 6-month-olds. *Infant Behavior & Development*, **20**(**4**), 569–572.

37) Dalton, K. M., Nacewicz, B. M., Johnstone, T., Schaefer, H. S., Gernsbacher, M. A., Goldsmith, H. H., *et al.* (2005). Gaze fixation and the neural circuitry of face processing in autism. *Nature Neuroscience*, **8**(**4**), 519–526.

38) Dawson, G., Webb, S. J., Wijsman, E., Schellenberg, G., Estes, A., Munson, J., *et al.* (2005). Neurocognitive and electrophysiological evidence of altered face processing in parents of children with autism: Implications for a model of abnormal development of social brain circuitry in autism. *Development and Psychopathology*, **17**(**3**), 679–697.

39) Dennett, D. (1978). Cognition and consciousness in nonhuman species - comment. *Behavioral and Brain Sciences*, **1**(**4**), 568–570.

40) Dinstein, I., Thomas, C., Behrmann, M., & Heeger, D. J. (2008). A mirror up to nature. *Current Biology*, **18**(**1**), R13–18.

41) Driver, J., Davis, G., Ricciardelli, P., Kidd, P., Maxwell, E., & Baron-Cohen, S. (1999). Gaze perception triggers reflexive visuospatial orienting. *Visual Cognition*, **6**(**5**), 509–540.

42) Dunbar, R.I.M. (1998). The social brain hypothesis. *Evolutionary Anthropology : Issues, News, and Reviews*, **6**(**5**), 178–190.

43) Dunbar, R.I.M., & Shultz, S. (2007). Evolution in the social brain. *Science*, **317**(**5843**), 1344–1347.

44) Egyed, K., Király, I., & Gergely, G. (2007). Understanding object-referential attitude expressions in 18-month-olds: The interpretation switching function of ostensive-communicative cues. Paper presented at the Biennial Meeting of the SRCD, Boston.

45) Ekman, P. (1993). Facial expression and emotion. *American Psychologist*, **48**(**4**), 384–392.

46) Elbert, T., Pantev, C., Wienbruch, C., Rockstroh, B., & Taub, E. (1995). Increased cortical representation of the fingers of the left hand in string players. *Science*, **270**(**5234**), 305–307.

47) Elsabbagh, M., & Johnson, M. H. (2010). Getting answers from babies about autism. *Trends in Cognitive Sciences*, **14**(**2**), 81–87.

48) Elsabbagh, M., Volein, A., Csibra, G., Holmboe, K., Garwood, H., Tucker, L., *et al.* (2009). Neural correlates of eye gaze processing in the infant broader autism phenotype. *Biological Psychiatry*, **65**(**1**), 31–38.

49) Emery, N. J. (2000). The eyes have it: The neuroethology, function and evolution of social gaze. *Neuroscience & Biobehavioral Reviews*, **24**(**6**), 581–604.

50) Farroni, T., Csibra, G., Simion, F., & Johnson, M. H. (2002). Eye contact detection in humans from birth. *Proceedings of the National Academy of Science of the United States of America*, **99**(**14**), 9602–9605.

51) Farroni, T., Johnson, M. H., Menon, E., Zulian, L., Faraguna, D., & Csibra, G. (2005). Newborns' preference for face-relevant stimuli: Effects of contrast polarity. *Proceedings of National Academy of Science the United States of America*, **102(47)**, 17245–17250.

52) Farroni, T., Massaccesi, S., Pividori, D., & Johnson, M. H. (2004). Gaze following in newborns. *Infancy*, **5(1)**, 39–60.

53) Field, T., Field, T., Sanders, C., & Nadel, J. (2001). Children with autism display more social behaviors after repeated imitation sessions. *Autism*, **5(3)**, 317–323.

54) Frischen, A., Bayliss, A. P., & Tipper, S. P. (2007). Gaze cueing of attention: Visual attention, social cognition, and individual differences. *Psychological Bulletin*, **133(4)**, 694–724.

55) Frith, C. D., & Frith, U. (2008). Implicit and explicit processes in social cognition. *Neuron*, **60(3)**, 503–510.

56) Frith, U. (2003). *Autism: Explaining the enigma (2nd ed.)*. Oxford: Blackwell.

57) George, N., Driver, J., & Dolan, R. J. (2001). Seen gaze-direction modulates fusiform activity and its coupling with other brain areas during face processing. *Neuroimage*, **13(6 Pt 1)**, 1102–1112.

58) Gergely, G., Bekkering, H., & Kiraly, I. (2002). Rational imitation in preverbal infants. *Nature*, **415(6873)**, 755.

59) Gibson, J. J., & Pick, A. D. (1963). Perception of another person's looking behavior. *The American Journal of Psychology*, **76(3)**, 386–394.

60) Giganti, F., & Esposito Ziello, M. (2009). Contagious and spontaneous yawning in autistic and typically developing children. *Current Psychology Letters*, **25(1)**.

61) Gilbert, S. J., Meuwese, J.D.I., Towgood, K. J., Frith, C. D., & Burgess, P. W. (2009). Abnormal functional specialization within medial prefrontal cortex in high-functioning autism: A multi-voxel similarity analysis. *Brain*, **132(4)**, 869–878.

62) Grossmann, T., & Johnson, M. H. (2010). Selective prefrontal

cortex responses to joint attention in early infancy. *Biology Letters*, **6**(**4**), 540–543.

63) Grossmann, T., Johnson, M. H., Lloyd-Fox, S., Blasi, A., Deligianni, F., Elwell, C., *et al.* (2008). Early cortical specialization for face-to-face communication in human infants. *Proceedings of the Royal Society B : Biological Science*, **275**(**1653**), 2803–2811.

64) Guastella, A. J., Mitchell, P. B., & Dadds, M. R. (2008). Oxytocin increases gaze to the eye region of human faces. *Biological Psychiatry*, **63**(**1**), 3–5.

65) Hadjikhani, N., Joseph, R. M., Snyder, J., Chabris, C. F., Clark, J., Steele, S., *et al.* (2004). Activation of the fusiform gyrus when individuals with autism spectrum disorder view faces. *Neuroimage*, **22**(**3**), 1141–1150.

66) Hadjikhani, N., Joseph, R. M., Snyder, J., & Tager-Flusberg, H. (2007). Abnormal activation of the social brain during face perception in autism. *Human Brain Mapping*, **28**(**5**), 441–449.

67) Hamilton, A. F., Brindley, R. M., & Frith, U. (2007). Imitation and action understanding in autistic spectrum disorders: How valid is the hypothesis of a deficit in the mirror neuron system? *Neuropsychologia*, **45**(**8**), 1859–1868.

68) Hamilton, A.F.d.C., & Grafton, S. T. (2006). Goal representation in human anterior intraparietal sulcus. *The Journal of Neuroscience*, **26**(**4**), 1133–1137.

69) Happé, F. G. (1995). The role of age and verbal ability in the theory of mind task performance of subjects with autism. *Child Development*, **66**(**3**), 843–855.

70) Hare, B., Call, J., & Tomasello, M. (2001). Do chimpanzees know what conspecifics know? *Animal Behaviour*, **61**(**1**), 139–151.

71) Helt, M. S., Eigsti, I. M., Snyder, P. J., & Fein, D. A. (2010). Contagious yawning in autistic and typical development. *Child Development*, **81**(**5**), 1620–1631.

72) Hoehl, S., & Striano, T. (2008). Neural processing of eye gaze and threat-related emotional facial expressions in infancy. *Child Development*, **79**(**6**), 1752–1760.

73) Hunnius, S., & Geuze, R. H. (2004). Developmental changes in visual scanning of dynamic faces and abstract stimuli in infants: A longitudinal study. *Infancy*, **6**(**2**), 231–255.

74) Insel, T. R. (2010). The challenge of translation in social neuroscience: A review of oxytocin, vasopressin, and affiliative behavior. *Neuron*, **65**(**6**), 768–779.

75) Institute of Medicine (US) Immunization Safety Review Committee. (2004). *Immunization safety review: Vaccines and autism.* Washington (DC): National Academies Press (US).

76) Johnson, M. H. (2005). Subcortical face processing. *Nature Reviews Neuroscience*, **6**(**10**), 766–774.

77) Johnson, M. H., Dziurawiec, S., Ellis, H., & Morton, J. (1991). Newborns' preferential tracking of face-like stimuli and its subsequent decline. *Cognition*, **40**(**1–2**), 1–19.

78) Johnson, M. H., Grossmann, T., & Cohen-Kadosh, K. (2009). Mapping functional brain development: Building a social brain through interactive specialization. *Developmental Psychology*, **45**(**1**), 151–159.

79) Joly-Mascheroni, R. M., Senju, A., & Shepherd, A. J. (2008). Dogs catch human yawns. *Biology Letters*, **4**(**5**), 446–448.

80) Kaiser, M. D., Hudac, C. M., Shultz, S., Lee, S. M., Cheung, C., Berken, A. M., *et al.* (2010). Neural signatures of autism. *Proceedings of the National Academy of Sciences of the United States of America*, **107**(**49**), 21223–21228.

81) Kanner, L. (1943). Autistic disturbances of affective contact. *Nervous Child*, **2**, 217–250.

82) Kanwisher, N., McDermott, J., & Chun, M. M. (1997). The fusiform face area: A module in human extrastriate cortex specialized for face perception. *The Journal of Neuroscience*, **17**(**11**), 4302–4311.

83) Kikuchi, Y., Senju, A., Akechi, H., Tojo, Y., Osanai, H., & Hasegawa, T. (2011). Atypical disengagement from faces and its modulation by the control of eye fixation in children with autism spectrum disorder. *Journal of Autism and Developmental Disorders*,

41, 629–645.

84) Kim, Y. S., Leventhal, B. L., Koh, Y.-J., Fombonne, E., Laska, E., Lim, E.-C., *et al.* (2011). Prevalence of autism spectrum disorders in a total population sample. *The American Journal of Psychiatry*, **168**(**9**), 904–912.

85) Kobayashi, H., & Kohshima, S. (1997). Unique morphology of the human eye. *Nature*, **387**(**6635**), 767–768.

86) Kobayashi, H., & Kohshima, S. (2001). Unique morphology of the human eye and its adaptive meaning: Comparative studies on external morphology of the primate eye. *Journal of Human Evolution*, **40**(**5**), 419–435.

87) Kosfeld, M., Heinrichs, M., Zak, P. J., Fischbacher, U., & Fehr, E. (2005). Oxytocin increases trust in humans. *Nature*, **435**(**7042**), 673–676.

88) Kovács, Å. M., Téglás, E., & Endress, A. D. (2010). The social sense: Susceptibility to others' beliefs in human infants and adults. *Science*, **330**(**6012**), 1830–1834.

89) Koyama, T., Inokuchi, E., Inada, N., Kuroda, M., Moriwaki, A., Katagiri, M., *et al.* (2010). Utility of the Japanese version of the checklist for autism in toddlers for predicting pervasive developmental disorders at age 2. *Psychiatry and Clinical Neurosciences*, **64**(**3**), 330–332.

90) Kylliäinen, A., & Hietanen, J. K. (2006). Skin conductance responses to another person's gaze in children with autism. *Journal of Autism and Developmental Disorders*, **36**(**4**), 517–525.

91) LeDoux, J. E. (1996). *The emotional brain*. New York: Simon & Schuster.

92) Leekam, S., Baron-Cohen, S., Perrett, D., Milders, M., & Brown, S. D. (1997). Eye-direction detection: A dissociation between geometric and joint attention skills in autism. *British Journal of Developmental Psychology*, **15**(**1**), 77–95.

93) Leekam, S. R., & Perner, J. (1991). Does the autistic child have a metarepresentational deficit? *Cognition*, **40**(**3**), 203–218.

94) Lloyd-Fox, S., Blasi, A., Everdell, N., Elwell, C. E., & Johnson,

M. H. (2011). Selective cortical mapping of biological motion processing in young infants. *Journal of Cognitive Neuroscience*, **23** (**9**), 2521–2532.

95) Maestro, S., Muratori, F., Cavallaro, M. C., Pecini, C., Cesari, A., Paziente, A., *et al.* (2005). How young children treat objects and people: An empirical study of the first year of life in autism. *Child Psychiatry and Human Development*, **35**, 383–396.

96) Magnee, M. J., de Gelder, B., van Engeland, H., & Kemner, C. (2007). Facial electromyographic responses to emotional information from faces and voices in individuals with pervasive developmental disorder. *The Journal of Child Psychology and Psychiatry*, **48**(**11**), 1122–1130.

97) Maguire, E. A., Gadian, D. G., Johnsrude, I. S., Good, C. D., Ashburner, J., Frackowiak, R.S.J., *et al.* (2000). Navigation-related structural change in the hippocampi of taxi drivers. *Proceedings of the National Academy of Sciences the United States of America*, **97**(**8**), 4398–4403.

98) McIntosh, D. N., Reichmann-Decker, A., Winkielman, P., & Wilbarger, J. L. (2006). When the social mirror breaks: Deficits in automatic, but not voluntary, mimicry of emotional facial expressions in autism. *Developmental Science*, **9**(**3**), 295–302.

99) Meltzoff, A. N. (1995). Understanding the intentions of others: Re-enactment of intended acts by 18-month-old children. *Developmental Psychology*, **31**(**5**), 838–850.

100) Meltzoff, A. N., & Brooks, R. (2008). Self-experience as a mechanism for learning about others: A training study in social cognition. *Developmental Psychology*, **44**(**5**), 1257–1265.

101) Meltzoff, A. N., & Moore, M. K. (1977). Imitation of facial and manual gestures by human neonates. *Science*, **198**(**4312**), 75–78.

102) Meltzoff, A. N., & Moore, M. K. (1997). Explaining facial imitation: A theoretical model. *Early Development and Parenting*, **6**(**3–4**), 179–192.

103) Moll, H., & Tomasello, M. (2004). 12- and 18-month-old

infants follow gaze to spaces behind barriers. *Developmental Science*, **7**(**1**), F1–F9.

104) Morris, J. P., Pelphrey, K. A., & McCarthy, G. (2007). Controlled scanpath variation alters fusiform face activation. *Social Cognitive and Affective Neuroscience*, **2**(**1**), 31–38.

105) Morris, J. S., Ohman, A., & Dolan, R. J. (1999). A subcortical pathway to the right amygdala mediating "unseen" fear. *Proceedings of the National Academy of Sciences of the United States of America*, **96**(**4**), 1680–1685.

106) Nahab, F. B. (2010). Exploring yawning with neuroimaging. In O. Walusinski (Ed.), *The mystery of yawning in physiology and disease* (pp. 128–133). Basel: Karger.

107) Nation, K., & Penny, S. (2008). Sensitivity to eye gaze in autism: Is it normal? Is it automatic? Is it social? *Development and Psychopathology*, **20**(**1**), 79–97.

108) Newman-Norlund, R. D., van Schie, H. T., van Zuijlen, A.M.J., & Bekkering, H. (2007). The mirror neuron system is more active during complementary compared with imitative action. *Nature Neuroscience*, **10**(**7**), 817–818.

109) Newschaffer, C. J., Croen, L. A., Daniels, J., Giarelli, E., Grether, J. K., Levy, S. E., *et al.* (2007). The epidemiology of autism spectrum disorders. *Annual Review of Public Health*, **28** (**1**), 235–258.

110) Nihei, Y. (1995). Variations of behaviour of carrion crows *Corvus corone* using automobiles as nutcrackers. *Japanese Journal of Ornithology*, **44**(**1**), 21–35.

111) Oberman, L. M., Hubbard, E. M., McCleery, J. P., Altschuler, E. L., Ramachandran, V. S., & Pineda, J. A. (2005). EEG evidence for mirror neuron dysfunction in autism spectrum disorders. *Cognitive Brain Research*, **24**(**2**), 190–198.

112) Oberman, L. M., Ramachandran, V. S., & Pineda, J. A. (2008). Modulation of mu suppression in children with autism spectrum disorders in response to familiar or unfamiliar stimuli: The mirror neuron hypothesis. *Neuropsychologia*, **46**(**5**), 1558–1565.

113) Oberman, L. M., Winkielman, P., & Ramachandran, V. S. (2009). Slow echo: Facial EMG evidence for the delay of spontaneous, but not voluntary, emotional mimicry in children with autism spectrum disorders. *Developmental Science*, **12**(**4**), 510–520.

114) Onishi, K. H., & Baillargeon, R. (2005). Do 15-month-old infants understand false beliefs? *Science*, **308**(**5719**), 255–258.

115) Pellicano, E., & Macrae, C. N. (2009). Mutual eye gaze facilitates person categorization for typically developing children, but not for children with autism. *Psychonomic Bulletin & Review*, **16** (**6**), 1094–1099.

116) Pelphrey, K. A., Morris, J. P., Michelich, C. R., Allison, T., & McCarthy, G. (2005). Functional anatomy of biological motion perception in posterior temporal cortex: An FMRI study of eye, mouth and hand movements. *Cerebral Cortex*, **15**(**12**), 1866–1876.

117) Penn, D. C., & Povinelli, D. J. (2007). On the lack of evidence that non-human animals possess anything remotely resembling a 'theory of mind'. *Philosophical Transactions of the Royal Society B: Biological Sciences*, **362**(**1480**), 731–744.

118) Perner, J., & Ruffman, T. (2005). Psychology. Infants' insight into the mind: How deep? *Science*, **308**(**5719**), 214–216.

119) Premack, D., & Woodruff, G. (1978). Does the chimpanzee have a theory of mind? *Behavioral and Brain Sciences*, **1**(**4**), 515–526.

120) Press, C., Richardson, D., & Bird, G. (2010). Intact imitation of emotional facial actions in autism spectrum conditions. *Neuropsychologia*, **48**(**11**), 3291–3297.

121) Preston, S. D., & de Waal, F. B. (2002). Empathy: Its ultimate and proximate bases. *Behavioral and Brain Sciences*, **25**, 1–20.

122) Provine, R. R. (1986). Yawning as a stereotyped action pattern and releasing stimulus. *Ethology*, **72**, 448–455.

123) Provine, R. R. (1989). Yawning and simulation science. *Simulation*, **53**, 193–194.

124) Ramachandran, V. S., & Oberman, L. M. (2006). Broken mirrors: A theory of autism. *Scientific American*, **295**(**5**), 62–69.

125) Ramsey, R., & Hamilton, A.F.d.C. (2010). Triangles have goals too: Understanding action representation in left aIPS. *Neuropsychologia*, **48**(**9**), 2773–2776.

126) Rigato, S., Farroni, T., & Johnson, M. H. (2010). The shared signal hypothesis and neural responses to expressions and gaze in infants and adults. *Social Cognitive and Affective Neuroscience*, **5**(**1**), 88–97.

127) Rizzolatti, G., & Craighero, L. (2004). The mirror-neuron system. *Annual Review of Neuroscience*, **27**(**1**), 169–192.

128) Rogers, S., J. , Hepburn, S., L. , Stackhouse, T., & Wehner, E. (2003). Imitation performance in toddlers with autism and those with other developmental disorders. *Journal of Child Psychology and Psychiatry*, **44**(**5**), 763–781.

129) Sadato, N., Pascual-Leone, A., Grafmani, J., Ibanez, V., Deiber, M.-P., Dold, G., *et al.* (1996). Activation of the primary visual cortex by Braille reading in blind subjects. *Nature*, **380** (**6574**), 526–528.

130) Saxe, R., Whitfield-Gabrieli, S., Scholz, J., & Pelphrey, K. A. (2009). Brain regions for perceiving and reasoning about other people in school-aged children. *Child Development*, **80**(**4**), 1197–1209.

131) Schultz, R. T. (2005). Developmental deficits in social perception in autism: The role of the amygdala and fusiform face area. *International Journal of Developmental Neuroscience*, **23**(**2–3**), 125–141.

132) Schultz, R. T., Gauthier, I., Klin, A., Fulbright, R. K., Anderson, A. W., Volkmar, F., *et al.* (2000). Abnormal ventral temporal cortical activity during face discrimination among individuals with autism and Asperger syndrome. *Archives of General Psychiatry*, **57**(**4**), 331–340.

133) Senju, A. (2010). Developmental and comparative perspectives of contagious yawning. In O. Walusinski (Ed.), *The mystery of yawning in physiology and disease* (pp. 113–119). Basel: Karger.

134) Senju, A., & Csibra, G. (2008). Gaze following in human

infants depends on communicative signals. *Current Biology*, **18** (**9**), 668–671.
135) Senju, A., & Hasegawa, T. (2005). Direct gaze captures visuo-spatial attention. *Visual Cognition*, **12**(**1**), 127–144.
136) Senju, A., Hasegawa, T., & Tojo, Y. (2005). Does perceived direct gaze boost detection in adults and children with and without autism? The stare-in-the-crowd effect revisited. *Visual Cognition*, **12**(**8**), 1474–1496.
137) Senju, A., & Johnson, M. H. (2009a). Atypical eye contact in autism: Models, mechanisms and development. *Neuroscience & Biobehavioral Reviews*, **33**(**8**), 1204–1214.
138) Senju, A., & Johnson, M. H. (2009b). The eye contact effect: Mechanisms and development. *Trends in Cognitive Sciences*, **13** (**3**), 127–134.
139) Senju, A., Johnson, M. H., & Csibra, G. (2006). The development and neural basis of referential gaze perception. *Social Neuroscience*, **1**(**3**), 220–234.
140) Senju, A., Kikuchi, Y., Akechi, H., Hasegawa, T., Tojo, Y., & Osanai, H. (2009). Brief report: Does eye contact induce contagious yawning in children with autism spectrum disorder? *Journal of Autism and Developmental Disorders*, **39**(**11**), 1598–1602.
141) Senju, A., Maeda, M., Kikuchi, Y., Hasegawa, T., Tojo, Y., & Osanai, H. (2007). Absence of contagious yawning in children with autism spectrum disorder. *Biology Letters*, **3**(**6**), 706–708.
142) Senju, A., Southgate, V., Miura, Y., Matsui, T., Hasegawa, T., Tojo, Y., *et al.* (2010). Absence of spontaneous action anticipation by false belief attribution in children with autism spectrum disorder. *Development and Psychopathology*, **22**, 353–360.
143) Senju, A., Southgate, V., Snape, C., Leonard, M., & Csibra, G. (2011). Do 18-month-olds really attribute mental states to others?: A critical test. *Psychological Science*, **22**, 878–880.
144) Senju, A., Southgate, V., White, S., & Frith, U. (2009). Mindblind eyes: An absence of spontaneous theory of mind in Asperger syndrome. *Science*, **325**(**5942**), 883–885.

145) Senju, A., Tojo, Y., Dairoku, H., & Hasegawa, T. (2004). Reflexive orienting in response to eye gaze and an arrow in children with and without autism. *Journal of Child Psychology and Psychiatry*, **45**(**3**), 445–458.

146) Senju, A., Tojo, Y., Yaguchi, K., & Hasegawa, T. (2005). Deviant gaze processing in children with autism: An ERP study. *Neuropsychologia*, **43**(**9**), 1297–1306.

147) Smith, I. M., & Bryson, S. E. (1994). Imitation and action in autism: A critical review. *Psychological Bulletin*, **116**(**2**), 259–273.

148) Sommerville, J. A., & Woodward, A. L. (2005). Pulling out the intentional structure of action: the relation between action processing and action production in infancy. *Cognition*, **95**(**1**), 1–30.

149) Sommerville, J. A., Woodward, A. L., & Needham, A. (2005). Action experience alters 3-month-old infants' perception of others' actions. *Cognition*, **96**(**1**), B1–B11.

150) Southerngate, V., Chevallier, C., & Csibra, G. (2010). Seventeen-month-olds appeal to false beliefs to interpret others referential communication. *Develpomental Science*, **13**, 907–912.

151) Southgate, V., & Hamilton, A. F. (2008). Unbroken mirrors: Challenging a theory of autism. *Trends in Cognitive Sciences*, **12**(**6**), 225–229.

152) Southgate, V., Johnson, M. H., Osborne, T., & Csibra, G. (2009). Predictive motor activation during action observation in human infants. *Biology Letters*, **5**(**6**), 769–772.

153) Southgate, V., Senju, A., & Csibra, G. (2007). Action anticipation through attribution of false belief by 2-year-olds. *Psychological Science*, **18**(**7**), 587–592.

154) Spezio, M. L., Huang, P.-Y. S., Castelli, F., & Adolphs, R. (2007). Amygdala damage impairs eye contact during conversations with real people. *Journal of Neuroscience*, **27**(**15**), 3994–3997.

155) Sugita, Y. (2008). Face perception in monkeys reared with no exposure to faces. *Proceedings of the National Academy of Sciences*, **105**(**1**), 394–398.

156) Tiegerman, E., & Primavera, L. (1984). Imitating the autistic child: Facilitating communicative gaze behavior. *Journal of Autism and Developmental Disorders*, **14**(**1**), 27–38.

157) Tinbergen, N., & Tinbergen, E. A. (1983). *Autistic children: New hope for a cure*. London: Allen & Unwin.

158) Topál, J., Gergely, G., Erdohegyi, A., Csibra, G., & Miklosi, A. (2009). Differential sensitivity to human communication in dogs, wolves, and human infants. *Science*, **325**(**5945**), 1269–1272.

159) Topál, J., Gergely, G., Miklósi, Á., Erdohegyi, Á., & Csibra, G. (2008). Infants' perseverative search errors are induced by pragmatic misinterpretation. *Science*, **321**(**5897**), 1831–1834.

160) Tunik, E., Frey, S. H., & Grafton, S. T. (2005). Virtual lesions of the anterior intraparietal area disrupt goal-dependent on-line adjustments of grasp. *Nature Neuroscience*, **8**(**4**), 505–511.

161) Usui, S., Senju, A., Kikuchi, Y., Akechi, H., Tojo, Y., Osanai, H., *et al.* (2011). *Induction of contagious yawning in children with ASD with gaze-contingent stimulus display*. Paper presented at the 10th International Meeting for Autism Research (IMFAR).

162) von Grünau, M., & Anston, C. (1995). The detection of gaze direction: A stare-in-the-crowd effect. *Perception*, **24**(**11**), 1297–1313.

163) Wang, Y., Newport, R., & Hamilton, A.F.d.C. (2010). Eye contact enhances mimicry of intransitive hand movements. *Biology Letters*, **7**(**1**), 7–10.

164) Whaley, A. (1985). Visually impaired parents, sighted children: A bibliography. *Journal of Visual Impairment & Blindness*, **79**(**5**), 196–197.

165) Whiten, A., McGuigan, N., Marshall-Pescini, S., & Hopper, L. M. (2009). Emulation, imitation, over-imitation and the scope of culture for child and chimpanzee. *Philosophical Transactions of the Royal Society B: Biological Sciences*, **364**(**1528**), 2417–2428.

166) Williams, J.H.G., Whiten, A., Suddendorf, T., & Perrett, D. I. (2001). Imitation, mirror neurons and autism. *Neuroscience & Biobehavioral Reviews*, **25**(**4**), 287–295.

167) Wimmer, H., & Perner, J. (1983). Beliefs about beliefs: Representation and constraining function of wrong beliefs in young children's understanding of deception. *Cognition*, **13**(**1**), 103–128.
168) Winston, J. S., Vuilleumier, P., & Dolan, R. J. (2003). Effects of low-spatial frequency components of fearful faces on fusiform cortex activity. *Current Biology*, **13**(**20**), 1824–1829.
169) World Health Organization. (1993). *Mental disorders: A glossary and guide to their classification in accordance with the 10th revision of the International Classification of Diseases—Research Diagnostic Criteria* (*ICD-10*). Geneva: Author.
170) Zaitchik, D. (1990). When representations conflict with reality: The preschooler's problem with false beliefs and "false" photographs. *Cognition*, **35**(**1**), 41–68.

著者紹介
東京大学大学院総合文化研究科修了，博士（学術）取得（2005 年）．専門は発達社会神経科学．現在，ロンドン大学バークベックカレッジリサーチフェロー．東京大学総長賞（2005 年），日本心理学会国際賞奨励賞（2007 年），British Psychological Society Neil O'Connor Award（2011 年）受賞．Association for Psychological Science より "Rising Star" として紹介される（2011 年）．
著書に，『読む目・読まれる目』（分担執筆，東京大学出版会，2005 年），『ソーシャルブレインズ』（分担執筆，東京大学出版会，2009 年），『発達障害の臨床心理学』（分担執筆，東京大学出版会，2010 年），『発達と脳』（分担執筆，医学書院，2010 年）がある．

社会脳の発達

2012 年 3 月 15 日　初　版

[検印廃止]

著　者　千住《せんじゅう》　淳《あつし》

発行所　財団法人　東京大学出版会
代 表 者　渡辺　浩
113-8654 東京都文京区本郷 7-3-1 東大構内
http://www.utp.or.jp/
電話 03-3811-8814　Fax 03-3812-6958
振替 00160-6-59964

印刷所　研究社印刷株式会社
製本所　矢嶋製本株式会社

ISBN 978-4-13-011135-5　Printed in Japan

ソーシャルブレインズ——自己と他者を認知する脳

開　一夫・長谷川寿一［編］　A5判・三一二頁・三二〇〇円

自己を認識し、他者と出会い、その心を読んでかかわりあう——社会的なコミュニケーションの基盤となる能力は、いつ、どのように形成され、発達していくのか。その進化の道すじとは——。ソーシャルブレイン（社会脳）の謎に挑む最先端の研究の魅力をわかりやすく紹介。

赤ちゃんの視覚と心の発達

山口真美・金沢　創　A5判・二一二頁・二四〇〇円

日常生活ではごくあたりまえのように享受しているが、実は非常に複雑なしくみを持つ視知覚。その成立過程について、乳児を対象とした行動実験と脳科学からの知見をもとに、発達に沿って概観する新しいテキスト。

発達障害の臨床心理学

東條吉邦・大六一志・丹野義彦［編］　A5判・三〇四頁・三八〇〇円

「発達障害者支援法」制定以降、ますます重要性を増す心理学的援助。一線の研究者=実践者が、脳科学をはじめとする生物学的知見から、医療、学校、地域との社会的連携までを視野に入れた支援の見取り図を描く。